Tips von Kräuterpfarrer Weidinger

FREUNDE DER HEILKRÄUTER

Viele Fragen
Weidinger-Taschenbücher: Band 1

1. Auflage, 1.–25. Tausend, Oktober 1986

Buchidee und Gestaltung: Dieter Dorner, Leiter des Referates „Jugend, Gesellschaft, Familie“, Radio Kärnten
Umschlag: Hans Schaumberger, Wien
Zeichnungen: Wilfried Rameder, Wien
Redaktion: Christine Schnödl, Dr. Monika Lindner, ORF Wien
Gesamtherstellung: Ferdinand Berger & Söhne Gesellschaft m.b.H., A-3580 Horn

ISBN 3 900504 26 1

Inhalt

Danke, daß ich danken kann

Ein wallender Bart. Und Augen. Wie zwei glühende Kohlen.

Die mich heute noch verfolgen. Nach vierzig Jahren.

Und eine Art im Erzählen?

Die mich einfach mitriß.

Mich erfaßte.

Mir einen Habitus der Begeisterung überstülpte.

Der sich auf mich abfärbte.

Mich infizierte.

Das alles brachte der Mann in abgetragener, schwarzer Soutane zusammen. Don Bocassino. Der italienische Priester und Missionar. Mit dem ich ein ganz kurzes Stück meines Lebens ging. Ich war damals vierundzwanzig. Und er gut das Doppelte.

„Giovinotto", sagte er eines Tages. Und meinte: „Junger Bursch." „Wenn du reden lernen willst, ‚garamba' – ‚kruzitürken' – was wäre das für ein ‚cretino' – ‚Kretin' – von Mensch, der Priester werden will und aufs Reden nichts hält. ‚Carino', – ‚mein Lieber' – das Wort Gottes bewegt die Welt. Deshalb lerne reden. Vergiß dabei nicht, daß alles vom ‚Anfang' abhängt. Ohne Anfang keine Fortsetzung. Ohne Anfang kein Ende. Ohne Anfang kein ‚finito‘. Kein Aufhören.“

„‚Primaeramente‘ – ‚zuerst einmal‘: Wenn du den Mund auftust, müssen die Leute dich anschauen. Du mußt ihnen mit den ersten Worten den Mund aufreißen. Wenn sie ‚la bocca‘ einmal offen haben, dann schlucken sie alles, was du ihnen gibst. – Also reiß den Zuhörern den Mund auf. ‚La bocca aperta.‘ ‚Offener Mund.‘ Im Sinne von offenem Gemüt. Dann predigst du nicht zu ‚Stockfischen‘ – ‚pesci muti‘.“

Ja, Don Bocassino. Du hast recht. Heute noch. Du schläfst schon auf dem Friedhof der Felseninsel Hongkong. Ich aber lebe. Gebe das Leben weiter durch das Wort. Das du mir lebendig gemacht hast. Durch deine geistige Führung. Auf deine Art.

Danke! Don Bocassino.

Don Cojazzo. Habe ihn nie gekannt.

Auch er war Italiener. Buchautor. Und Pädagoge. Seine Bücher nahmen immer alltägliche Dinge zum Thema. Waren kurze Impulse. Die haben mir ein Aufleben gegeben. Ich las die Cojazzo-Bücher gerne. Waren sie doch lebhaft sprudelnd. Man mußte dabei an ein „rugiletto“ denken. Wogegen das „Bächlein“ viel weniger Klangleben hat.

Don Cojazzo ist mein Ideal als Priester-Schriftsteller. Ihm verdanke ich die „Wort-Webekunst“.

Stehen da drei lange Stangen.
Nebeneinander.
Zwei stärkere. Eine schwächere.
An der Mauer lehnen sie.
Oben sitzen gerne die Spatzen.

Einzeln. In Gruppen. Und schauen auf die Geflügelfamilie im Hof herunter.
Fängt der Hahn zu krähen an. Bekommen sie Angst. Nehmen reißaus.
Kehren aber bald wieder zurück.
Blicken ab jetzt unentwegt mit schiefverdrehtem Köpfchen auf den Kamm des Hahnes. Läuft der an. Dann hat sich die Situation geändert. Und ...? Weg sind sie. Die Spatzen. Von den Stangen. Die an der Mauer zum Hühnerhof hin lehnen.
Ist es aber ruhig, da unten. Dann kommen die Spatzen zur Nachlese in den Hof. Da gibt es noch manch Samenkörnlein.
Wozu doch drei solche Stangen gut sind?
Das sagte sich auch der junge Bauer Ginetti. Der soeben die ersten Früchte in seinem neu angelegten Obstgarten heranreifen sah.
Sagte es. Ging. Holte die Stangen von der Mauer. Schnitt und bohrte.
Werkte mit dem „Reifenmesser".
Hämmerte und nagelte.
Letztlich stand sie da. Die Leiter. Des jungen Bauern Ginetti.
Er freute sich.
„Ragazzo." Jammerte die Oma. Die gerade vom Hühnerfüttern kam. „Bub. Was hast du getan? Hab ich mich schon so gefreut, für meine gichtigen Knochen, es ein wenig warm zu haben. Wollte die nutzlosen Prügel dort an der Mauer zu Brennholz machen. ‚Vergogna.' ‚Welche Schande.' Jetzt kommst du mit deiner ‚idea stupida'. Mußt eine Leiter machen. ‚Schnapsidee'."
Und die Leiter hielt viele Jahre.

Stolz holte sie Großvater Ginetti vom Dachboden herunter. Ging mit seinem Enkel Äpfelpflücken. „‚Ho fatto io.' – Ich habe sie gemacht. Als ich noch jung war."

Jetzt sind sie beide alt geworden.

Die Leiter und der Bauer.

Wenn ich heute schreibe. Denke ich an Don Cojazzo. Und denke ich an Don Cojazzo, dann taucht EINER auf. Der „in Gleichnissen redete". Ich bin fest davon überzeugt, daß der HERR mit mir ist.

Ein Wermutstropfen fiel.

Und er fiel hinein in einen herrlichen Tag. An dem ich nach langer Mühe und vielen durchwachten Nächten mein Buch vorstellen durfte. „Leben aus der Natur – Heilkräuter anbauen, sammeln, nützen, schützen". Die „Geburt" gelungen. Ein Bus voll Journalisten gekommen. Das Buch aus der Taufe gehoben.
Und der Wermutstropfen?
Fiel.

Er tröpfelte hinein in mein Herz. Es zuckte zusammen. Wand sich. Fing heftig an zu schlagen. Nachdem es einen Bruchteil einer Teilsekunde nur ausgesetzt hatte. Ich schwitzte. Und mir war kalt dabei. Alles in einem. Gleichzeitig.

In Rom hatte man an diesem 13. Mai 1981 ein Attentat auf den Heiligen Vater verübt. Schwer verwundet. Das Oberhaupt der Christenheit. Der Papst von Rom. Der aus Polen gekommen war. Tags darauf stand es in allen Zeitungen. „Schüsse auf den Papst.

Als Papst Johannes Paul II. zu einer Audienz auf dem Petersplatz in Rom eintrifft, wo ihn etwa 20.000 Gläubige erwarten, werden mehrere Schüsse auf ihn abgefeuert, von denen drei ihn treffen. Der Attentäter, der 23jährige Türke Mohammed Agca, wird verhaftet."

Papst Johannes Paul II. wird nach dem Attentat sofort operiert und erholt sich in einigen Wochen von den Verletzungen.

Unter katholischen Gläubigen in aller Welt werden Bittgottesdienste für die Genesung des Heiligen Vaters abgehalten.

Der Attentäter wird der rechtsextremistischen türkischen Terrorszene zugerechnet. Ein römisches Schwurgericht verurteilt ihn zu lebenslanger Haft.

An diesem Abend, dem Abend des Attentates, betete ich inbrünstig für den Stellvertreter Christi auf Erden. Aber auch für den Attentäter. Und für die „Drahtzieher".

Lange konnte ich nicht einschlafen.

Viel war an diesem 13. Mai passiert. Geschehen. Vorgefallen. Was mich berührte. Betraf.

Mein Buch hatte „eingeschlagen". Ich spürte es. Die Journalisten nahmen mich ins „Kreuzverhör". „Quetschten" mich aus. Ich hielt es durch. Lag wach da. Im Bett. Der Schlaf kam nicht. Ich war deswegen nicht unglücklich. War beim Gedankenspinnen.

Dann dankte ich. Einer Person. Von der ich nicht einmal den Namen wußte.

Sie stand plötzlich im Wachtraum wieder da. So wie vor eineinhalb Jahren.

„Nein. Herr Pfarrer. Nein. Nein."

Ob jetzt eine „Veto-Litanei“ einsetzen würde?
Und wer das Amen dazu sprechen dürfe?
Das Amen sprach die Dame selbst.

Es war mir zu rasch gesprochen. Zu früh.
„Denn . . .

. . . wenn Sie Abstand von dem nehmen, was Sie in anderen Büchern lesen oder gelesen haben. Wenn Sie sich um nichts und um niemanden kümmern. Wenn Sie so schreiben, wie Sie zu uns geredet haben, bei den Hobbykursen in Geras, an den Abenden beim ‚Plauscherl mit dem Kräuterpfarrer‘. Dann kommen sie gut an.
Und man wird ‚den Weidinger‘ gerne lesen.“
Die Dame sprach.
Ich hörte.

Und schwieg.
„Sie sind ein eigener Typ. Urig. Einmalig müssen Sie auch bleiben. Sie dürfen nur Ihrer inneren Fülle von Gedanken Geburtshelfer sein wollen. Ihre Feder anstatt den Mund dafür verwenden. – Oder solls die Schreibmaschine sein. – Sie haben's nicht notwendig, jemanden zu kopieren. Bei andern zu suchen. Sich nach ihnen zu richten. Zu orientieren. Sie nicht.“
Und so schrieb ich auch. Wie ich redete.
Erfolg blieb nicht aus.
Die Dame von damals hatte ich nicht vergessen. Ich wußte nicht viel von ihr. Sie war nur einmal im Pfarrhof auf Besuch.

Eines Tages war sie wieder da.
„Herr Pfarrer. Sie schreiben wie Sie reden. Und kommen an.“
Danke.

Frau Erika Kazubko. Aus Hannover. Schauspielerin. Erteilt Sprachunterricht an der Hannoveranischen Bühne.
Jetzt weiß ich es.
Wer die Dame ist.

„Das war jetzt eine großartige Predigt. Aber nichts für die Rundfunksendung. Wir fangen wieder von vorne an."
„Wir, wir, wir." Dachte ich. Innerlich nicht gerade stimmungsmäßig am Gipfel des Großglockners angelangt. Vielmehr unten in der Ortschaft Fusch. Wo ich vor kurzem einen bezaubernden Almabtrieb erlebte. An der Glocknerstraße. Jetzt aber war „mir, mir, mir" gar nicht so nach „wir, wir, wir". Wieder fing ich von vorne an. Und ließ mich treiben. Zwar nicht von der Alm. Aber hin zu einer Leistung, „die sich sehen läßt". Nein. Die sich „hören läßt". Und „wenn's was wird", sich sogar „Nachlese(n)" läßt.
„Red' doch nicht so g'schraubt. Nicht hochdeutsch. – Im Dialekt!"
Ich hob den Kopf. Sah einen Bart. Und dahinter ein herzensgutes Gesicht. Und mein „Gift" war weg. Ließ mich wieder „treiben" wie „der Ochs auf der Glocknerstraße".
Der Dorner hat recht. Dachte ich.
Die Aufnahme gelang. Die Sendung gefiel.
Dorner hatte recht.
Und ich war wieder versöhnt.
Gegrollt hab' ich ihm ja nie.
Aber meine „Dornen(er)-Lehre" war noch nicht zu Ende.
„Nicht unpersönlich werden. Nicht irgend je-

mand irgend etwas erzählen. Nein. Mußt immer eine bestimmte Personengruppe im Geiste vor den Augen haben. Dann kommst an. Jetzt zum Beispiel. Red' nicht deine ‚Gschicht' herunter. Erzähl mir. Was ich mit den ‚Linsen' machen kann. Wie sie mir helfen könnten. Weil du es selber erfahren hast. Beim Gerstenkorn. Wo Linsen mit Gelbem Steinklee, oder auch Honigklee genannt, in Wasser gekocht, zur Spülung der Augen dienen. Gerstenkorn reifen lassen. Bindehautentzündung rückgängig machen."
„Ja a." Sagte ich. Wiederholte gutwillig die Aufnahme.
Ich nenne jetzt die „Dorner-Schulung" „Linsen-Taktik". Und es half mir. Hilft mir auch weiter.
Linsen tragen nämlich Ballaststoffe in die Gedärme. Dadurch wird man gesünder.
Die „Linsen-Taktik" hingegen entfernt Ballaststoffe aus einer verkrampften Seele.
Und so ist es herrlich. Zwischen uns beiden. Weil wir beide geben wollen, bereichern wir uns bei jeder Begegnung.
Er, Dieter Dorner, der gelernte Schauspieler.
Ich, Kräuterpfarrer Weidinger, der „Linsen-Taktik-Praktikant".

Und ich denke gleichzeitig an meinen Freund Bruno Gelosa.
Er ist heute noch Missionar.
Wir beide hatten mitsammen die Einführung in das Ordensleben gemacht. Das „Noviziat". Dann waren wir auch noch einige Zeit im Studium beisammen. Die wöchentlichen Pflichtspaziergänge machten wir miteinander.

„Du, Weidinger", sagte Gelosa eines Tages zu mir. „Könnten wir uns nicht gegenseitig einen Gefallen tun?"

„Warum auch nicht? Und wie?"

„Beobachten wir uns. Einer den andern. Und sagen wir uns ohne Umschweife dann die Fehler. Die ‚ungeschickten' Gewohnheiten. Ohne Menschenfurcht. So ganz ehrlich."

Eingeschlagen.

Wir gaben uns die Hände.

Hielten, was versprochen.

Bruno, ich danke dir. Du wirst dies nie lesen. Du sprichst Italienisch, Chinesisch, Englisch. Jedoch nicht Deutsch.

Aber ich spüre es, du spürst es. Daß ich dir heute noch dankbar bin. Weil du ehrlich zu mir warst.

Ich gehe so gerne auf alten Hohlwegen.

Allein gehe ich sie am liebsten.

Mit mir gehen die Dornenhecken mit. Die dort am Rande stehen. Die wilden Holzbirnbäume. Die Kranewittstauden. Der Besenginster. Und das Herbstheidekraut. – Ich will ihn gar nicht aufzählen, den ganzen Reichtum. Am Rande eines alten Hohlweges. Auf den Besucher wartend.

Ich denke an die vielen Wagenräder. Die den Hohlweg entlang gerollt sind.

An die Rinder und Schafe. Die dort auf die Weide hin- oder heimgetrieben wurden.

Ich denke aber auch an die vielen Menschen. Die durch die Jahrhunderte dort gegangen sind. Mit ihren Gedanken. Ängsten. Sorgen. Aber auch mit ihren Freuden.

Denke an die Vertriebenen. Die Heimkehrer. Die Auswanderer. Die Entmutigten. Die Enttäuschten.
So mag ich mit niemandem durch einen Hohlweg gehen.
Weil ich nie allein bin, wenn ich durch den Hohlweg gehe.
Andere haben ihn ausgetreten. Meinen Hohlweg.
So wird jeder Hohlweg zum Mahnmal des Dankes.
Andere haben auch in meinem Leben Kerben eingeschnitten. Die zu Markierungen wurden.
Für mich.
Ob auch für andere?
Zur Orientierung?

Hohlweg. Markierung. Neues Buch.
Wenn man ein Buch schreibt.
Kann man da nicht ans Danken denken?
Ich dachte nicht nur.
Ich tat es.
Und danke.
Daß ich danken kann.

* * *

Für den, der dies gelesen hat, eine kleine Belohnung.
Für seine Geduld.
Im Mostviertel hat man eine typische „Mehlspeise", die gar keine Mehlspeise ist.
Wo 5 altbackene Semmeln auch noch zur Geltung kommen.

Aber erst, nachdem man sie in Scheiben geschnitten. Mit ½ l Most, in dem 3 feste Eßlöffel Bienenhonig aufgelöst wurden, überschüttet. Stehen läßt, damit sie sich „richtig ansaufen“ können. Dann erst bestreicht man sie „anständig“ mit Apfelmarmelade und serviert sie zu Fleischspeisen.
Kann ich empfehlen. Fördert die Verdauung. Schmeckt nicht schlecht.
Wir im Waldviertel haben früher gerne zu den verschiedensten Fleischspeisen eingeweichte kalte Zwetschkenkletzen gegessen.
Kann ich auch empfehlen. Fördert die Verdauung. Schmeckt nicht schlecht. Regelt den . . ., wo es und wenn es etwas zu regeln gibt.
Auch nicht schlecht.

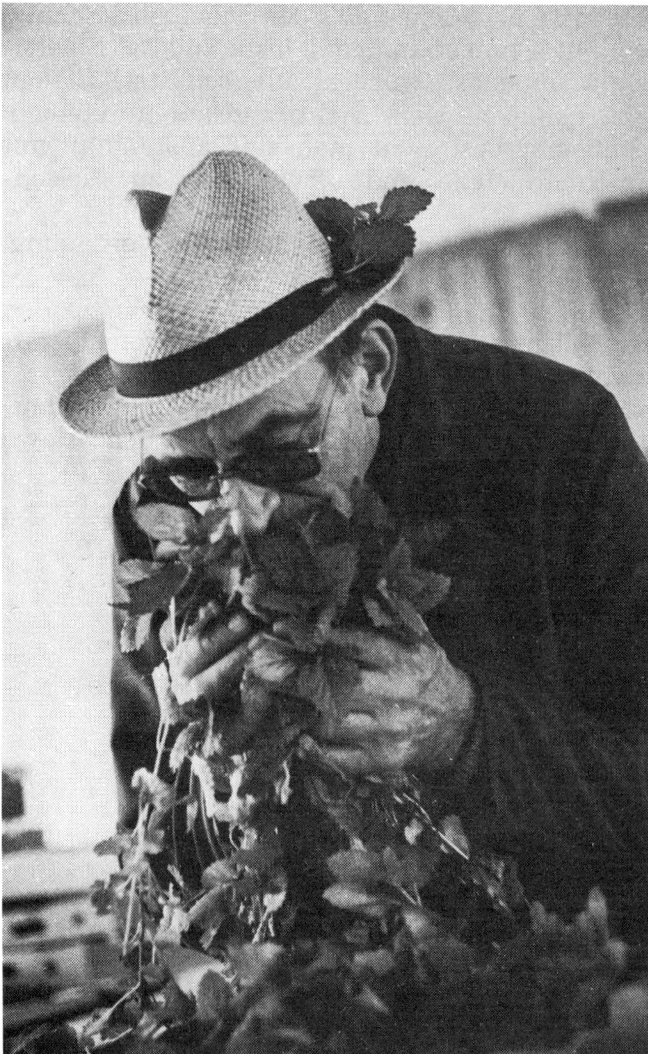

© Dieter Dorner

Statt eines Vorworts . . .

Das Kärntner Radio lädt ein: „Kräuterwanderung mit Pfarrer Hermann-Josef Weidinger in Moosburg, Beginn um 10.00 Uhr bei der Ortskirche!“ – Und sie kommen: nicht fünfzig, nicht hundert, nein, mehr als vierhundert Leute sind es, die mit dem Waldviertler Kräuterpfarrer über Moosburgs Fluren ziehen.

Der Herr Pfarrer, wohlausgerüstet mit Megaphon, nutzt jeden Erdhügel und Holzstoß, um von „seinen“ Kräutern zu erzählen. Hin und wieder greift er zum Staunen der Menge in einen Buschen Brennesseln. Das sei gut gegen Rheuma, meint er.

Es gibt wohl kaum einen, der nicht von ihm fasziniert ist: vom einfachen Landpfarrer und Prämonstratenserchorherr aus dem Waldviertel; von ihm, der Wirkstoffe und Wirkweise der vielen Heilkräuter auf seine Weise studiert, nein „erfahren“ hat; von ihm, der, wenn er von Heilkräutern erzählt, auch vom Himmel und dessen Herrlichkeit kündet – und das aus einem tiefgelebten Glauben und Gottvertrauen heraus.

So empfinde ich es auch immer wieder, wenn wir zu zweit in der guten Stube des Harther Pfarrhofes sitzen, um Neues für das „Magazin für die Frau“ aufzunehmen. In jener Stube, die Küche, Studierzimmer, Schlafraum, „Empfangssalon“

und manchmal Radiostudio in einem ist. Da sitzt er dann an seinem Bauerntisch beim Herrgottswinkel und erzählt. Erzählt von Kräutern, Begegnungen, von Geschichten aus seinem Leben. Immer aber ist es zugleich auch religiöses Gespräch. Ein Gespräch, das mehr vermittelt als bloßes Wissen. Seine Gedanken weisen – Fenstern gleich – zum Himmel. Ein großes Glück, ihm zu begegnen, dem „Kräuter-Franziskus“ aus dem Waldviertel. Möge dies noch lange vielen vergönnt sein!

Dieter Dorner

Leiter des Referates „Jugend, Gesellschaft, Familie“, Radio Kärnten

Kurze Vorstellung des Hermann-Josef Weidinger

1918

im niederösterreichischen Waldviertel geboren.

1938

zum Sprachstudium nach Italien, anschließend als Missionar nach China, dort Philosophie- und Theologiestudium, Erlernen des Setzer- und Buchdruckerhandwerks; medizinische Ausbildung im Militärkrankenhaus von Macao, Leiter einer Krankenstation der Mission.

1949

Priesterweihe, Gründer des chinesischen Verlagshauses Wah Ming, Übersetzer namhafter Werke ins Chinesische, darunter das Werk der Theologie des Apostolates von Kardinal Suenens, Belgien.

1953

Weltreise im Dienste des Vatikans, Verbreitung des chinesischen Presseapostolates bei den Auslandschinesen.

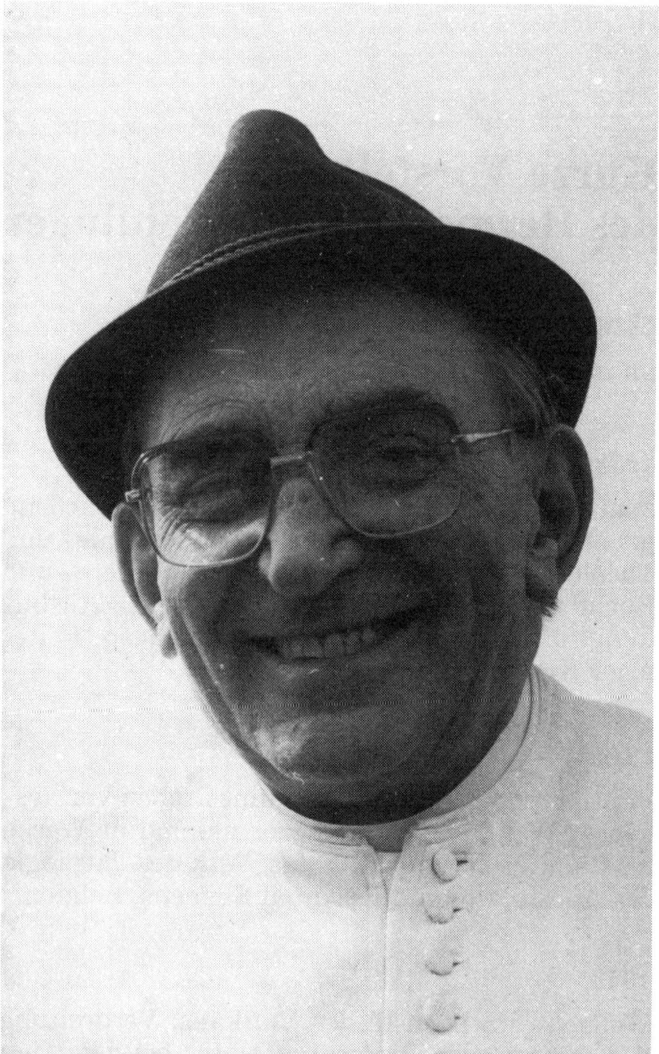
© Dieter Dorner

Seit **1955**

Pfarrer in Harth, Niederösterreich, ein Amt, das er mit Leib und Seele ausübt. Erbauung eines Bildungshauses in der eigenen Pfarre Harth, rege Vortragstätigkeit, Religionslehrer bei schwererziehbaren Jugendlichen und Sonderschülern. Seit Jahrzehnten intensives Studium der Pflanzen, der Pflanzenheilkunde und der Tierpsychologie; Aufbau einer Collie-Zucht.

Seit **1968**

freier Schriftsteller. Auszeichnungen: 1950 Päpstliche Auszeichnung von Papst Pius XII. für Verdienste im Presseapostolat; 1966 Auszeichnung für Tätigkeit auf dem Gebiet der Volksbildung, verliehen von der niederösterreichischen Landesregierung.

Seit **1980**

Obmann-Stellvertreter, Konsulent und Geschäftsführer des Vereines „Freunde der Heilkräuter“ mit dem Sitz in Karlstein/Thaya.

Verein Freunde der Heilkräuter
Postfach 2
A-3822 Karlstein/Thaya
Tel.: 02844/348-0

Der Kräuterpfarrer erzählt aus seinem Leben

Bei uns daheim

Es ist eigentlich recht eigenartig im Leben, wenn man eine bestimmte Anzahl von Sommern hinter sich hat und sich auf den neuen Frühling freut, daß man dann gerne zurückdenkt, wie alles begonnen hat, wie die Jahre waren, als man noch bei den Eltern weilte.

Und wenn ich mich so zurückerinnere, sehe ich mich in einem einfachen, schlichten Bauernbett liegen. Es ist Abend. Der erste Schlaf ist vorüber, der Mond scheint beim vergitterten, kleinen Stubenfenster herein. Nebenan die Futterkammer, und drüben stehen die Pferde. Meine Augen aber blicken hinauf, zur Holzdecke der uralten Stube, die einige Male schon übertüncht worden ist. Feste Tramen, feste Balken, tragen das Heu, das am Dachboden liegt. In diesen Tramen sind kleine Rillen, da steckte ich gerne meine Sägeblätter hinein, mit denen ich im Winter Laubsägearbeiten machte.

Daneben große Nägel und darauf runde Holzstäbe. Und an diesen Holzstäben hingen auf Schnüren luftgetrocknete, dünne Würste. Es war ein Rezept des Vaters, der mit verschiedenen Kräu-

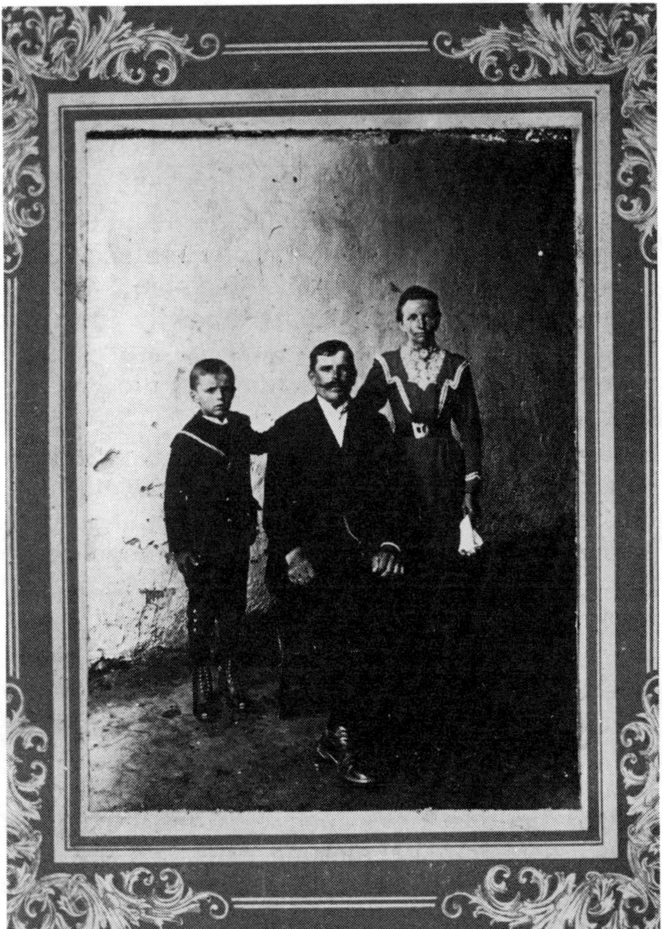

Hermann-Josef Weidinger (1927) 9 Jahre alt, mit Vater und Mutter
©Archiv H. J. Weidinger

tern, mit Schweine-, Schaf- und Rindfleisch diese Würste machte: sein Rezept, seine Eigenart. – Und die Würste wurden in der Stube getrocknet.

Kleinigkeiten, Nebensächlichkeiten, könnte man sagen. Aber vielleicht geht das Ganze doch tiefer. Denn, was ich von meinen Eltern gesehen, gelernt hatte, begleitete mich, prägte mich.

Von Zeit zu Zeit lasse ich mich gerne im Gedanken zurückversetzen in unsere alte, einfache Bauernstube, wo noch ein Kachelofen stand. Wo der Vater den selbstgebrannten Slibowitz im alten Bauernkasten aufbewahrte und die Mutter gute Marmelade kochte, die wir dann in die Powidltatschkerln bekamen.

Ich sehe noch den Sack von der Decke hängen, in dem die Apfelspalten, die Birnen und Zwetschken trockneten. Die weichte die Mutter ein und reichte sie als Zuspeise, wenn es Semmelknödel gab.

Wir lebten sehr einfach und schlicht. Wenn ich mich so erinnere, ist das keine Nostalgie, schon gar nicht eine Flucht aus der Gegenwart hin in eine Vergangenheit, die – würde man sie heute nachahmen – sofort zu „Kitsch“ verkommen würde. Aber richtungweisend, inspirierend, aneifernd und helfend darf die Vergangenheit wohl sein. Deshalb ist sie es auch wert, daß wir sie uns manches Mal in Erinnerung rufen. Es soll sich auch keiner schämen, darüber nachzudenken, von woher er kommt, wie einfach und schlicht vielleicht seine Eltern waren.

Ich bin ein Bauernsohn. Mein Vater war Bauer, meine Mutter stammte ebenfalls von Bauern ab. Mein um elf Jahre älterer Bruder Rudolf, der

heute nicht mehr lebt, übernahm dann die elterliche Wirtschaft.
Ich erinnere mich, daß ich einmal als Student in den freien Tagen mit meinem Bruder aufs Feld fuhr, um Rüben zu holen. Die beiden Pferde waren angespannt, und ich sollte den Wagen mit einer Kette zusammenziehen, brachte es aber nicht zustande.
Mein Bruder sagte: „Heinrich" – das war mein Taufname, heute heiße ich mit meinem Klosternamen Hermann-Josef – „Heinrich, es ist ein Glück, daß du studierst, denn für einen Bauern wärst du zehnmal zu blöd!" Mein Bruder war ein realistischer, wohlgebildeter Bauer. Er las viel, besuchte viele Kurse, und es war nicht überheblich, wenn er das sagte. Es war vielleicht die Wahrheit.
Jeder Beruf ist eine Kunst, die man erlernen muß, und man sollte eigentlich über nichts bloß oberflächlich richten oder urteilen. Deswegen: Jedem seinen Platz, jedem seine Achtung und die richtige Einschätzung der Dinge. Dazu gehören auch die Heilkräuter. Heilkräuter sind Geschenke Gottes; sie können vieles, aber nicht alles. Darüber an anderer Stelle mehr.

Die heilige Barbara und meine erste Tätschen

Jetzt möchte ich Ihnen etwas erzählen, das mich zum Schmunzeln anregt: die Geschichte von der heiligen Barbara und meiner ersten Tätschen von meiner Mutter Hand.
Sie können damit nicht viel anfangen? Dann stellen Sie sich einmal eine kleine Dorfkirche vor,

wenige hundert Meter vor der südmährischen Grenze. Felling heißt die Ortschaft, in der Nähe von Hardegg. Die Kirche ist dem heiligen Petrus geweiht. Jetzt ist sie umgebaut, modernisiert worden, aber – Gott sei Dank – man hat den alten Teil noch erhalten.
Vor kurzem, als ich meine Großnichte dort traute, suchte ich jene Stelle auf, wo ich mir die erste Tätschen meiner Mutter verdient hatte. Es hing dort nämlich am Ausgang vom Presbyterium zur Sakristei an der Wand ein großes Bild, das die heilige Barbara mit dem Turm darstellte. Rechts und links waren Kerzenleuchter an der Mauer angebracht. Darauf wurden Wachskerzen gesteckt.
Ich war damals neun Jahre alt. Nach damaligem Brauch durfte ich zum ersten Mal zur heiligen Kommunion gehen. Die Erstkommunion wurde in diesem Jahr ganz feierlich gespendet. Dies deshalb, weil auch der Bub des Fellinger Lehrers, der in seiner Freizeit Kirchenorganist war, zum ersten Mal zur Kommunion ging. Sein Vater hatte alles in Bewegung gesetzt – Kirchenchor, Musik – damit dieser Tag ja recht festlich werden würde.
Ich wohnte zirka drei Kilometer weit entfernt, im Dorfe Riegersburg, das auch heute noch zur Pfarre Felling gehört. Meine Mutter begleitete mich an diesem Ehrentag. Wochen vorher war der Ensfelder Schneider gekommen, hatte mir ein „sauberes“ Gewand mit einer richtigen „¾-Takt-Hose“ angemessen. Manche nannten diese Mode auch „Hochwasserstil“, weil die Hosenbeine nur bis zur Hälfte der Waden gingen. Aber eine lange

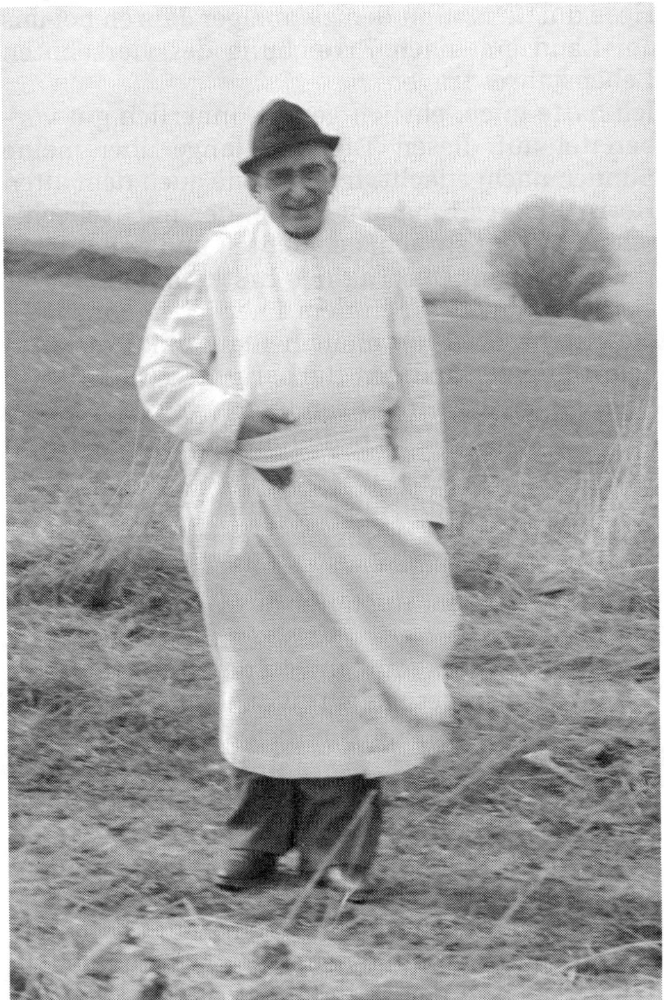

Im Hintergrund das heute in der Tschechoslowakei liegende Dorf Schaffa
©Dieter Dorner

Hose durfte man in den zwanziger Jahren bei uns am Land erst nach Erreichung des vierzehnten Lebensjahres tragen.
Ich hatte mich, ehrlich gesagt, innerlich gut vorbereitet auf diesen Tag und lange über meine Sünden nachgedacht. Ich hab' sie auch dem alten Herrn Pfarrer Emanuel Spale, der mit tschechischem Akzent sprach, gebeichtet, und er hat mich losgesprochen. Der Tag der Erstkommunion war also gekommen. Nach dem feierlichen Einzug in die Kirche fand ich meinen Platz akkurat unter dem Bilde der heiligen Barbara.
Nicht, daß ich ein „Frömmler" gewesen wäre, aber der Augenblick bedeutete mir sehr viel. So blieb ich unbeweglich während des ganzen Gottesdienstes und ging auch mit niedergeschlagenen Augenlidern zur heiligen Kommunion. Dann kniete ich mich wieder an die gleiche Stelle, die ich vordem innehatte, unter das Bild der heiligen Barbara.
Inzwischen fiel es mir schwer, den Kopf zu bewegen. Was war geschehen? Von den brennenden Kerzen neben der heiligen Barbara tropfte flüssiges Wachs herunter. Das rann mir auf den neuen Rock und beim Hemdkragen hinein, herunter über Rücken und Brust! Meine Eltern waren nicht geizig, aber ein neues Gwandl für den Buam kostete ein schönes Stück Geld.
Nachdem ich nach allen Vorschriften die heilige Kommunion empfangen hatte – wir durften ja damals noch in der Früh keinen Tropfen Wasser trinken – und innerlich freudig gestimmt aus der Kirche ging, traf ich meine Mutter wieder. Sie hatte ihren Sitz unter dem großen Kreuz auf der

„Weiberseite“ in der Kirche. Sie nahm mich nach dem feierlichen Auszug in Empfang und schob mich hinter einen großen Kastanienbaum, der im Vorhof der Kirche stand. Ich konnte gar nicht so rasch schauen, da hatte ich eine anständige Tätschen sitzen, und die Mutter sagte: „Für so blöd hätte ich dich doch nicht gehalten, daß du dich gerade unter die heilige Barbara knien mußt und das neue Gwandl ruinierst!“
Es war eine Tätschen von der Mutter, die mir nicht viel Freude machte, sonst hätte ich nicht geweint. Aber meine innere Freude an der Erstkommunion war sicherlich größer. So begleiten mich Erstkommunion, heilige Barbara und die erste Tätschen von meiner Mutter Hand als Erinnerung durchs ganze Leben.

Der Jude Gutmann

Schaffa war eigentlich ein Bauerndorf. Es lag zwei Kilometer jenseits der Grenze in Südmähren, und dort gab es ein Judenghetto. In den zwanziger Jahren war diese Grenze nicht hermetisch abgeschlossen. Wir selber hatten Äcker auf der anderen Seite. Wir bebauten sie, ich weidete „drüben“ die Kühe, ging mit ihnen hinüber und herüber.
Aber Schaffa hat mir in meiner Kinderzeit etwas Besonderes bedeutet. Dort wohnte nämlich ein Glasermeister. Der Glasermeister hieß Gutmann und war mosaischen Bekenntnisses, er war Jude. Wir nannten ihn ohne Gehässigkeit und ohne uns dabei etwas zu denken, den Gutmann-Juden. Er war nicht der einzige Jude in Schaffa. Viele

wohnten seit den Tagen Kaiser Josephs II. dort im Ghetto.

Gutmann, das waren eigentlich zwei Brüder: Wilhelm, der ältere, und Peter, der jüngere. Beider Besitz war ein kleines Wägelchen mit einem sehr mageren Pferd davor. Wir nannten es „Würstel". Sie kamen herüber nach Österreich und machten hier die verschiedensten Glaserarbeiten. Bei uns, in Riegersburg Nummer fünf, waren sie besonders gerne. Das „Würstel", das Bräunel, wurde aus dem Wagen gespannt. Der Wilhelm ging ins Gei, das heißt, er ging in die einzelnen Häuser, machte dort Glaserarbeiten oder lieferte daheim vollendete Arbeiten ab.

Der Peter brachte das Pferd in unsere Scheune, hing es dort an und fütterte es mit Kleeheu. Dann kam er in unsere Stube, setzte mich kleinen Buben auf sein linkes Knie und fragte: „Heinerich, was willste werden?"

Die Gebrüder Gutmann kamen fast jede Woche nach Riegersburg. Da ich damals noch nicht in die Schule ging, fand ich mich jedesmal wieder auf dem Knie des Peter und hörte immer die gleiche Frage.

Zuerst wollte ich Kaufmann werden, dann Forscher. Ich wollte Afrika entdecken – jene Teile, von denen man noch nicht viel wußte. Aber letzten Endes wurde es mir zu dumm, und da sagte ich eines Tages: „Herr Peter, was ich werden will? Ich werd' einmal ein Jud'!" Peter setzte mich auf den Boden, stand auf, holte das Pferd aus der Scheune, spannte es ein und ging. Ich habe ihn nie mehr gesehen.

Ich habe nie daran gedacht, daß ich, als kleiner Bub, einen Menschen hätte beleidigen können. Aber die Fragerei ging mir einfach auf die Nerven. Ich hab's sicher nicht bös gemeint, denn ich achtete ihn, den Juden Gutmann. Er aber hat es sehr ernst genommen.
Ich habe mich oft an die beiden Gutmanns erinnert und daraus auch eine Lehre gezogen: Andere fassen nicht alles so auf, wie wir es sagen, und daß man da eigentlich schon sehr vorsichtig sein sollte. Das habe ich dann auch versucht, in meinem Leben zu beherzigen.

Die Agnes-Basl

Mein Onkel Johann – er war Verwalter in einem Meierhof, der dem Fürsten Khevenhüller gehörte – war ein fester Mann: stark, groß, ein guter Musiker, er hatte einen gut gepflegten Schnurrbart und ging immer mit einem Gehstock. Nicht, daß er gebrechlich gewesen wäre, aber als Verwalter und Aufseher des Gutes war es seine Aufgabe, über die Felder zu gehen, um die Arbeiterinnen und Arbeiter zu beaufsichtigen. Da leistete ihm der Gehstock gute Hilfe.
Dieser Onkel Johann hat mir irgendwie sehr imponiert. Weniger jedoch das, was er mir eines Tages erzählte. Ich war damals noch nicht bei der Erstkommunion gewesen. Der Onkel meinte nämlich: „Die Agnes-Basl" – das war meine Großtante – „schickt mich und läßt dir sagen, daß du im nächsten Jahr, nach dem vierten Schuljahr, nach Brünn geschickt wirst. Du studierst dort bei den

Franziskanern und wirst einmal ein Pfarrer werden. Denn aus unserer Verwandtschaft, so meint die Agnes-Basl, muß auch einer Pfarrer werden." Das sagte der Onkel von oben herunter. Ich schaute hinauf und sagte von herunten nach oben: „Onkel!" und hob dabei den rechten Fuß und stampfte fest in den Boden – ich höre und spüre es heute noch. „Onkel, sag' der Agnes-Basl, wenn sie will, kann sie ein Pfarrer werden, ich werd' keiner! Pfiat di Gott!" Und ich lief davon. Dann sind sieben Jahre vergangen. Mein Vater fuhr mit mir nach Strebersdorf. Dort sollte ich die Aufnahmeprüfung machen. Ich habe sie auch bestanden, wurde aber nicht ins Internat aufgenommen, weil bereits zu viele Österreicher angemeldet waren. Ich war ja ein „Ranftl-Österreicher", einer von der Grenze, von der „Granitz", also kein ganz „waschechter" Österreicher. Man nahm mich nicht auf. In die Lehrerbildungsanstalt.

Da dachte ich mir: Auch nicht schlecht! Obwohl man mir riet, in Krems die Aufnahmeprüfung zu wiederholen, fuhr ich mit dem Rad nach Horn und meldete mich zur Aufnahmeprüfung in der Aufbauschule an. Ich bestand, kam ins Internat und blieb in Horn.

Zwei Jahre später, ich war sechzehn geworden, lud mich ein Freund ein, während der Allerheiligenferien im Stift Altenburg Exerzitien zu machen. Ein Jesuitenpater predigte diese Exerzitien, und das tat mir so gut, daß ich mich entschloß, Priester zu werden. Ich schrieb das meiner Großtante, der Agnes-Basl, nach Langau und bat um ihr Gebet.

Die Großtante war damals im 90. Lebensjahr und pumperlgesund. Sie war ledig geblieben, eine gute Köchin und ausgesprochene „Kräutlerin". Sie machte sich ihren Kaffee aus Zichoriewurz, aus getrockneten Feigen, aus gebrannter Gerste und geröstetem Getreide. Dieser sogenannte „Weidinger-Kaffee" hat damals Geschichte gemacht. Von manchen Persönlichkeiten wurde das Rezept verlangt. Ein schmackhafter Kaffee war das, ich hab' ihn oft getrunken.

Die Agnes-Basl, meine Großtante, hatte immer Kräuteln in ihrem Haus. In jedem Zimmer waren sie zum Trocknen und Lagern aufgehängt. Ich habe mir damals nicht viel über das „Kräuteln" gedacht, ging aber gern zu dieser Großtante. Deswegen schrieb ich ihr auch, daß sie für mich beten möge.

Die Großtante läßt nun eines Tages den Pfarrer kommen und befiehlt ihm – in ihrer etwas barschen Art – er möge sie versehen, sie sterbe. Sie lag aber gar nicht im Bett, sondern war dabei, ihren Kräutertee herzurichten, so erzählte mir später der Pfarrer. Der geistliche Herr empfand das Ansinnen der Agnes-Basl fast als eine Frozzelei. Die Frau Weidinger aber, wie man sie nannte, gab nicht nach. Der Pfarrer mußte sie versehen, und zwei Tage später starb sie.

Sie war eine sehr gott- und naturverbundene Person, und irgendwie hab' ich gespürt, daß der, der so lebt, auch noch nach dem Tod eine Kraft hat, Einfluß ausübt, Fürsprecher ist.

In manchen Nöten und Gefahren habe ich gespürt, daß ich drüben Freunde habe, die mir helfen. Zu diesen Freunden gehört auch die hartköpfige Agnes, meine Großtante, die Agnes-Basl.

Der Sportflucher-Lehrbub

Der alte Postmeister, so sagten die Leute, war ein „Teufelskerl". Zaundürr war er, mordsgescheit und furchtbar reich. Er besaß eine große Wirtschaft, und das Postamt war in seinem Bauernhof angesiedelt.

Als ich ihn kennenlernte, da war der alte, zaundürre Postmeister schon in Pension. Der Titel blieb ihm aber. In Pension war er und weidete Kühe.

Bei uns hat man die Kühe so ausgetrieben: vorn vier zusammengehängt, hinten vier zusammengehängt, mit einem Strick von der vorderen zur hinteren Partie. Daneben ist der Halter gegangen mit einer Peitsche in der Hand, er, der Postmeister, und hinterdrein ich, das Bauernbübel. So haben wir die Kühe ausgetrieben.

Ich hab' eine mords Achtung vor dem Mann gehabt, denn er hat zwei Sachen gekonnt: Er hat die hungrigen „Viecher" nicht auf die eigene Weide getrieben, sondern sie ihr Futter von Wegrändern und fremden Äckern holen lassen. Aber außer dem Abweiden fremder Äcker konnte er noch etwas: immer wenn etwas passierte, begann er furchtbar zu schimpfen, nein zu fluchen! Ich hab' mir all diese Schimpfwörter mit großer Aufmerksamkeit gemerkt, sie geübt und versucht, sie selber zu gebrauchen, bis mich mein Vater und

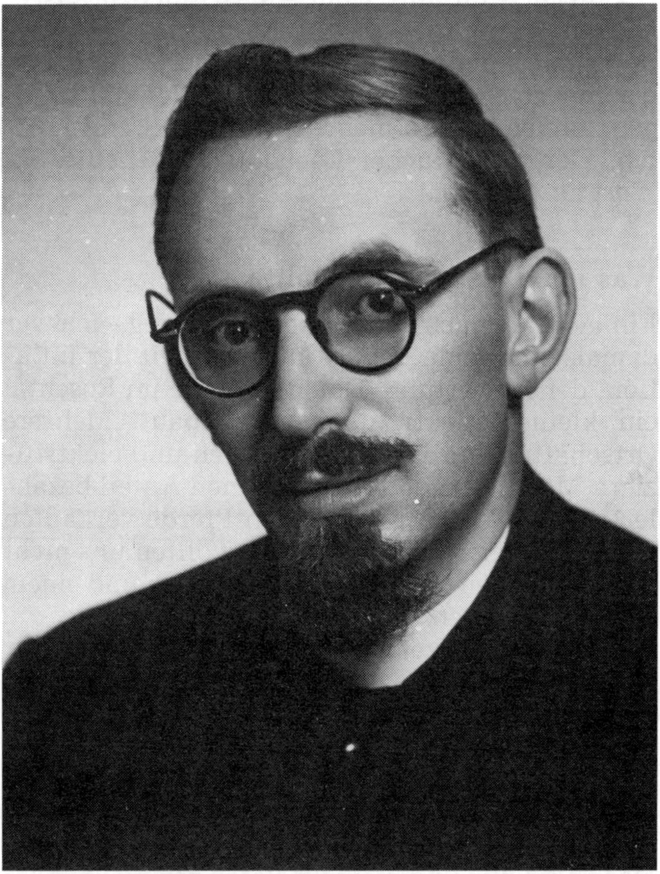

Nach seiner Heimkehr aus China, 1953
©Archiv. H. J. Weidinger

meine Mutter deswegen einmal richtig ins Kreuzverhör genommen haben. Dann haben sie mir – ein bißchen unsanft wohl – das Fluchen ausgetrieben.
So erinnere ich mich heute an den Postmeister, der mir eigentlich einen falschen Weg hätte zeigen können, hätten meine Eltern nicht eingegriffen. Der Sportflucher-Lehrbub weiß heute das Wort zu schätzen!

Was ich alles werden wollte

Einige Jahre nach dem Ersten Weltkrieg – ich war damals ein kleiner Bub – kam die Zeit der Inflation, der Abwertung. Damals wurde im Rosental ein kleines Elektrizitätswerk gebaut. Mehrere Ortschaften wurden angeschlossen und elektrifiziert. Mein Vater sollte auch seinen Anteil bezahlen und hätte dafür die beiden Pferde verkaufen müssen. Aber wir konnten und wollten uns nicht von den beiden Pferden, einem Rappen und einem Bräunel, trennen.
Der Rappe, stärker gebaut als das Bräunel, war rascher und flotter. Er war immer um einen halben Schritt voraus, wenn der Vater mit ihnen aufs Feld fuhr und ich dabeisein durfte. Diese beiden Pferde sollten wir hergeben! Wir hatten wohl zwei Paar Ochsen im Stall, aber sollte aus dem Pferdebauern ein reiner Ochsenbauer werden? Das paßte mir und meinem Vater gar nicht. Aber ohne elektrische Beleuchtung wollte man auch nicht sein.
Alle anderen hatten schon ihren Anteil abgeliefert, nur wir nicht. Doch dann geschah es: Wir

bekamen den elektrischen Strom, und die Pferde blieben im Stall. Den Anteil für die Elektrifizierung trug ich selber hinüber ins Fürstenschloß: einen großen Korb voll Eier. Der hatte jetzt genügt! Mit diesem Wenigen konnten wir das, wofür wir früher zwei Pferde gebraucht hätten, bezahlen. So abgewertet hat sich damals alles.

Um diese Zeit geschah noch etwas: Ein Mann kam ins Dorf, aber nie zu uns, und ich war deswegen furchtbar böse. Meine Mutter hingegen sagte: „Gott sei Dank, daß er nicht kommt!“ Denn überall dort, wo er hinkam, da waren die Kinder dann recht traurig in der Schule. Ich ging der Sache nach: Es war der Exekutor, der Gerichtsvollzieher.

Weil er nicht zu uns kam und uns nicht pfändete, habe ich mich damals entschlossen, einmal Exekutor zu werden! Geworden ist allerdings nichts daraus, aber vielleicht ist das gar nicht so schlecht.

Doch das von der Abwertung und dem Verbundensein mit etwas, was man lieb hat, das hab' ich nie verlernt. Es ging nur auf eine andere Ebene über, so daß ich immer wieder auf Tradition, auf Gewohnheiten etwas halte. Das ist gar nicht schlecht, nur darf man sich mit nichts auf ewig verbinden wollen, weil ja doch alles vorbeigeht. Aber man sollte auch nicht alles so, wie man auf dem Lande sagt, „wie der Hund die Flöh' abbeuteln“.

Also: Immer wieder etwas Neues beginnen, immer wieder von etwas Neuem begeistert sein. So denke ich gerne an das schwarze Roß, das immer um ein Stückerl voraus war, an das Bräunel und an den Gerichtsvollzieher zurück.

Vergelt's Gott

„Bua, merk dir das: Armen Leuten mußt du geben; arme Leute gibt es immer, und Gott sei Dank gibt es sie. Man muß nur die Augen aufmachen, damit man sie sieht, die armen Leut', und dann muß man ihnen helfen."

Das war kein Pfarrer, der so sprach, sondern meine Mutter. Und dann drückte sie mir einen Teller voll mit Grammeln in die Hand, und ich bin losmarschiert mit meinen Holzschuhen, vom Bauernhof hinaus, über den Teichdamm, die zwei großen Fischteiche entlang und hinaus zu den „Häuseln". Das war jener Teil meines Heimatortes, wo damals die Maurer und Zimmerleut' wohnten. Sie haben im Sommer auswärts gearbeitet und oft im Winter, wenn sie keine Arbeit hatten, hungern müssen.

Da bin ich immer losgezogen mit Grammeln und einer Blunzensuppen. Blutwürste, die haben wir nach dem Schweineschlachten im Haus selber gemacht. Die Blutwürste mußte ich mit einer Stricknadel anstechen, damit die Suppe gut wurde.

Und so kam ich auch zur Lösch-Marie. Die hatte recht geschwollene Füße. Sie konnte deswegen kaum hinausgehen, freute sich aber immer sehr, wenn ich ihr einen Teller voll frischer Grammeln brachte. Dann sagte sie stets ein herzliches „Vergelt's Gott!".

Meine Mutter hatte mir aufgetragen, ihr zu erzählen, wenn die Leute noch etwas brauchen sollten. Von der Lösch-Marie berichtete ich daheim, daß sie „Vergelt's Gott“ sagte. „Gott segne sie“, war die Antwort, und ich hab' gemerkt, daß das gar nicht so etwas Kleines war, dieses „Vergelt's Gott“ von der Lösch-Marie mit ihren gewollenen, dicken Füßen.

Heute, mehr als sechzig Jahre später, wenn ich so zurückdenke, bin ich überzeugt, daß meine Mutter damals die Grundfarbe für mein ganzes künftiges Leben aufgetragen hat. Es waren gesunde, einfache Ideen, aber darauf hab' ich aufgebaut. Als ich dann zwanzigjährig in die Mission ging, sagte mein Vater: „Bub, mit dem Hut in der Hand kommt man durch das ganze Land.“

Das hab' ich damals auch nicht so recht verstanden. Heute aber bin ich ihm dankbar. Jetzt weiß ich, was der Vater meinte: Nicht warten, bis dich die Leute grüßen, nicht darauf anstehen, ob sie dir die Parade machen. Von innen heraus muß das kommen. Freundlich sein, nicht wegen jeder Kleinigkeit beleidigt sein. Zufrieden sein, alles richtig einschätzen und richtig einschätzen lernen.

Ein „Dankeschön“, ein „Vergelt's Gott“ ist für den, der es versteht, oft ein reiches Gegengeschenk.

Zwei große Feiertage

Ich hab' zwei große Feiertage in meinem Leben kennengelernt: einen im Herbst, den anderen mitten im Winter.

Ich beginne mit dem in der kalten Jahreszeit. Eiskalt war es an diesem Feiertag im Winter. Da hat für mich die Schul' nicht schnell genug aus sein können. Da bin ich dann schnell nach Hause gelaufen, hab' die Schultasche hingeworfen und bin hinunter zum Teich gerannt. Dort ist nämlich „g'eisent" worden.
Mitten auf dem zugefrorenen Teich standen die erwachsenen Bauernburschen und Bauern mit großen Sägen. Am Ufer waren Pferde an Schlitten gespannt. Das dicke Eis wurde geschnitten, mit Eishaken herausgefischt und über schiefe Bretter auf die Schlitten geladen. Dann kam das Eis ins Milchhaus oder zu den Wirten.
Dort im Eiskeller, tief unter der Wirtshausschank wurden diese Eisklötze gelagert. Sie wurden dann mit Eisschlegeln zerschlagen. Die größeren Bauernburschen haben das gemacht; wir Buben durften natürlich nicht hinunter. Und im Sommer hat es da unten dann Eiswasser gegeben. Der Wirt hat es gebraucht, aber auch die Milchgenossenschaft zum Abkühlen der angelieferten Milch. Ja, das „Eisnen", das Eisschneiden, war für uns Kinder immer ein ganz besonderer Feiertag.
Heute hat sich vieles geändert, die Technik ist fortgeschritten. Aber die Erinnerung daran, daß diese einfachen Dinge des Lebens Freude schenken konnten, ist heute auch noch schön. Hin und wieder gönn' ich mir auch heute gerne eine kleine Feierstunde, mache mir einen Feiertag, auch dann, wenn er nicht rot im Kalender angezeichnet ist!
Der zweite große Feiertag war das Fischen in den zwei großen Teichen, die das Bauerndorf von den

„Häuseln der Kleinkeuschler“ trennten. Diese Teiche wurden jeden Herbst abgelassen. Da wimmelte alles voller Karpfen und Schleien. Es wurde abgefischt, aber nur die Karpfen hatten einen Wert, die Schleien warf man weg. Haufenweise lagen sie da, und wir Buben nahmen mit, was wir

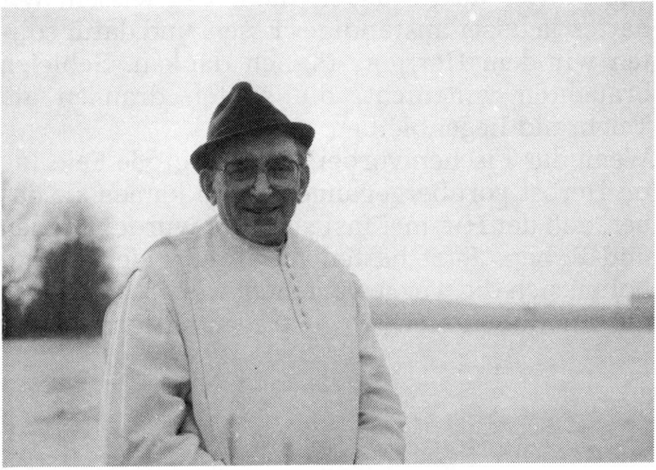

... der zweite große Feiertag, das war das Fischen in den großen Teichen ...
©Dieter Dorner

in unsere Hosentaschen und in mitgebrachte Kübel bekamen. Daheim schimpfte dann die Mutter. Das war doch kein Essen, Schleie.
Wir gingen in die Schweinekammer, die Saukammer, wo Kartoffeln gedämpft wurden. Da legte ich – wie die anderen Buben – die Fische hinein. So wurden sie gar und im Verborgenen dann gegessen.

Ich hatte ja natürlich auch noch andere geheime Verstecke. Oben, auf dem Heuboden, da waren die Holzbirnen, die ich von den Gstätten im Herbst heimgetragen hatte, abgelegt. Da wurden sie im duftenden Heu schön weich. Die „Heubirnen“ und die gedämpften Schleien, das war eine köstliche Sonderration.
Die Mutter durfte davon nicht viel wissen. Wir hatten ja unser anständiges Essen, und dafür sollten wir dem Herrgott täglich danken. Schleien brauchten wir nicht, die sollten draußen am Teichrand liegenbleiben.
Wenn das Fischen vorbei war, der große Feiertag im Herbst vorübergegangen, dann kamen sie daher, daß der Himmel fast schwarz wurde: Krähen und Raben. Jetzt hatten die ihren Feiertag und holten sich die weggeworfenen, wertlosen Fische, die wir Buben nicht weggetragen hatten.

Kräuter zur Gartenpflege

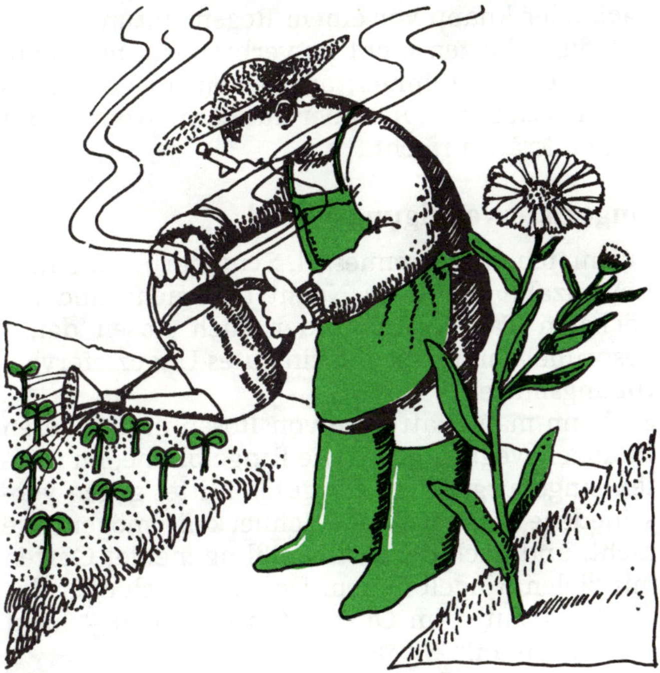

Pflanzendünger

Wildkräuter können uns auch wertvolle Helfer im eigenen Garten sein. Versuchen Sie einmal folgenden billig und leicht herzustellenden Pflanzendünger:

„Wenn ich zum Beispiel Brennessel, Löwenzahn und Schafgarbe abschneide, in ein Gefäß gebe, kaltes Wasser darübergieße und zugedeckt in einer Gartenecke stehen lasse, dann bekomme ich nach einigen Wochen eine richtige Jauche. Die riecht sehr stark. Mit der kann ich die Kräuter, ja auch das Gemüse gießen. Aber wichtig ist, dies nach oder knapp vor einem Regen zu tun."
Um die Pflanzen nicht zu verbrennen, muß man die Jauche verdünnen; am besten im Verhältnis von eins zu zehn. Dies aber nur dann, wenn sie alt ist und kräftig riecht.

Ungeziefervertilgungsmittel

„Wenn ich aber Brennessel, Schafgarbe und auch Löwenzahn nur über Nacht einweiche und am nächsten Tag Kräuter oder auch Rosen damit besprühe, dann habe ich ein gutes Ungeziefervertilgungsmittel."
So kann man Blattläuse von Rosen und anderen Pflanzen wegbringen. „Die Ringelblume, im Garten eingebürgert, ist ein gutes Mittel gegen verschiedene Ungeziefer. Schnecken mögen sie nicht, und auch der Kohlweißling meidet Gärten mit vielen Ringelblumen. Der Borretsch oder das Gurkenkraut – im Obstgarten gepflanzt – lockt die Bienen an."
Die Blüten werden von ihnen befruchtet, und so wird eine bessere Obsternte gesichert.

Für besseres Wachstum

Noch ein paar Gartentips für besseres Wachstum: Hat man Tauben- oder Vogelmist, so sollte man

ihn einige Tage in kaltem Wasser ansetzen. Dann kann man damit Kräuter und Gemüse gießen.
„Tauben- und Vogelmist ist sehr reich an Phosphaten. Es gibt dadurch schöne Blüten, größere Blüten, und die Blumen blühen auch länger."
Erwähnen sollte man aber, daß dieser Mist viele Kräutersamen enthält. Wenn diese aufgehen, so ist dies sicher gut für die Bodengare. Man sollte sie jedoch rechtzeitig entfernen.
Wenn Sie von irgendwoher Eisenspäne bekommen, dann sollten Sie diese in kaltem Wasser ansetzen und damit hin und wieder den Garten gießen.

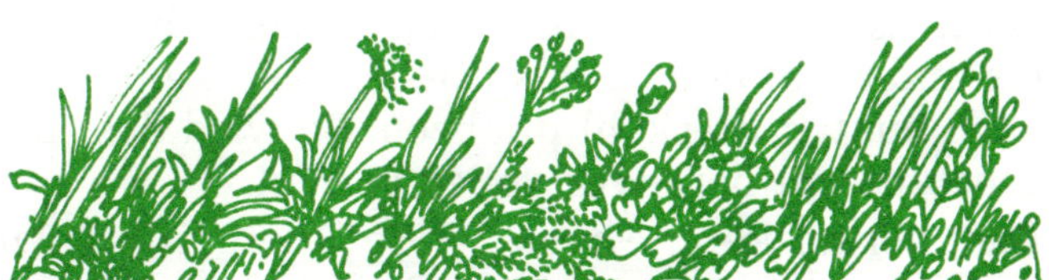

„Laß Kräuter um dich sein!“ Kräuter im Garten

Es ist schön mit Kräutern zu leben, denn auch sie wollen eine Verbindung mit uns haben. Möglichkeiten dazu gibt es viele, und man sollte sie ausschöpfen. Wie wär's zum Beispiel mit einem Stück Süden in unserem Garten? „Kräuter im Steingarten“ verwandeln auch das kleinste Grundstück in ein Duftgärtlein.

„Thymian, Rosmarin, Weinraute, Salbei, Dost, Bergbohnenkraut und Ysop fühlen sich im Steingarten sehr wohl und ändern auch den Duft in unserem Garten.“

Wichtig sind ein trockener, sonniger Standort und eine mäßig kalkhaltige Erde. Gegossen braucht nicht viel zu werden, höchstens nach einer längeren Trockenperiode und dann nur am Abend.

„Die zweite Möglichkeit wäre ein farbenfrohes Kräutergärtlein mit Schnittlauch, Petersilie, Kresse, Borretsch und der rotgoldenen Kapuzinerkresse. Mitten drinnen dann noch Ringelblume und Salat oder Kohlsprossen. Man kann aber auch bunten Zierkohl pflanzen. So wird das Angenehme mit dem Wertvollen vereint.

Rundherum könnte man Wilde Stiefmütterchen und Gänseblümchen setzen. Das Wilde Stiefmütterchen ist sehr wertvoll für eine gesunde Haut, und das Gänseblümchen kann als Vogerlsalat schon im Frühjahr Verwendung finden."

Man könnte aber auch den Versuch unternehmen, Wildkräuter im eigenen Garten zu kultivieren:

„So kann man Johanniskraut im eigenen Garten pflanzen. Wenn es zur Blüte kommt, schneidet man es ab. Frisch oder trocken wird es eingewässert und über Nacht stehen gelassen. In der Früh dient dieser Johanniskraut-Tee, der noch verdünnt werden kann, zum Gießen anderer Kräuter. Sie wachsen besser, blühen rascher und reifen auch früher."

Schafgarbe, Goldrute, Sanikel, Weiße Taubnessel, Gelbes Labkraut, Gelber Steinklee, die Duftende Himmelschlüssel, der Erdrauch, das Schöllkraut, die Mariendistel – das sind nur einige, die man in Kultur nehmen kann, die uns Freude schenken, die uns aber auch helfen.

„Die Schafgarbe ist gut für den Magen, ebenso für den Unterleib. Goldrute reinigt die Nieren. Sanikel ist ein Allerweltsgesell, hilft dem Magen und der Lunge. Die Weiße Taubnessel, ein richtiges Frauenkraut bei Unterleibsschmerzen. Das Gelbe Labkraut kann man trocknen und in ein Kissen füllen. Man sagt ihm strahlenabwehrende Kräfte nach. Das gleiche gilt vom Gelben Steinklee.

Gelbes Labkraut und Gelber Steinklee – als Tee im Aufguß zubereitet – sollen vorbeugend gegen Krebs wirken und die Widerstandskraft unseres Körpers stärken.

Die Duftende Himmelschlüssel darf man nur ausgraben, wenn man sie selber pflanzt. Sie steht

unter Naturschutz! Die Himmelschlüssel ist gut für Lunge und Magen.
Erdrauch ist unser bestes Kräutel zur Stärkung der Gallenblase und der Leber. Das Schöllkraut setzt man gegen Warzen ein. Mit dem gelben Saft betupft man Warzen und Hühneraugen.
Und die Mariendistelsamen, aus denen ein bekanntes Leberschutzpräparat gewonnen wird, verwendet man in der Volksheilkunde für einen leberstärkenden Tee. Man läßt kurz aufkochen, dann 10 Minuten ziehen und seiht ab."
Das waren einige Anregungen, die vielleicht auch mithelfen, daß trotz großer Monokulturen und chemischer Landwirtschaft Wildkräuter erhalten bleiben.

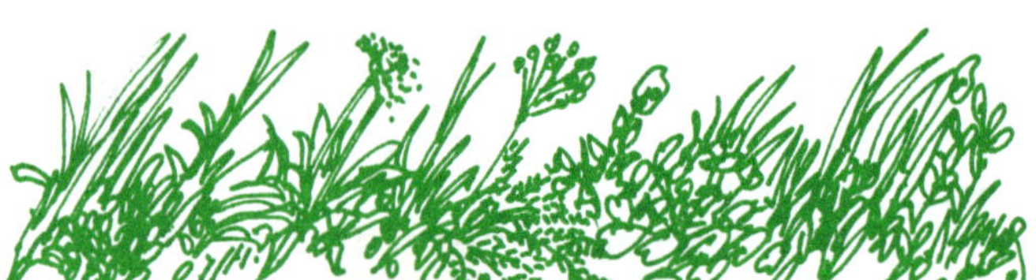

Kräuter auf Fensterbank und Balkon

Um die wohltuende Kraft frischer Gewürzkräuter zu genießen, bedarf es keines großen Gartens. Es reicht ein Balkon oder auch ein mittelgroßes Fensterbrett. Dazu braucht man noch ein Tongeschirr oder ein Holzkisterl.

Wichtig ist, daß das Gefäß ein Abflußloch hat, das mit einer Tonscherbe abgedeckt wird. Dadurch verhindert man, daß sich am Boden des Gartengeschirres oder Gemüsekisterls ein Sumpf bildet. Wichtig ist auch ein „Untersatzel", eine Untertasse, in der sich das überschüssige Wasser sammeln kann. So kann auch verhindert werden, daß der Boden im Gartengeschirr zu sehr austrocknet und die Pflanzen eingehen.

Und nun zur Erde: Sie soll humusreich und leicht kalkhaltig sein, eine Durchschnittserde, die für den Großteil der empfohlenen Kräuter paßt. Gut ist es, Sand beizumengen. Das Verhältnis: zwei Teile Humuserde, ein Teil Sand. Der Sand bewirkt eine gute Durchlüftung.

In dieses Gartenerde-Sandgemisch gibt man einige verrottete Blätter aus dem Wald. Besonders gut eignen sich dazu Buchenblätter. Bereits setzfertig vorbereitete Gartenerde bekommt man heute in fast allen einschlägigen Geschäften. Man sollte aber bedenken, daß ein Gutteil des Erfolges auch der „Balkongärtnerei“ von der Zusammensetzung der verwendeten Erde abhängt. Einigen Kräutern tut eine Prise getrockneter Kuhmist ganz gut. Kuhmist in pulverisierter Form bekommt man schon in vielen Pflanzen- bzw. Samenhandlungen.

Das Setzen der Pflanzen

Anfängern unter den Kräutergärtnern empfehlen wir, junge Pflanzen zu kaufen. Fortgeschrittene werden sie selber anbauen. Damit beginnt man bald nach Weihnachten, wenn es draußen noch kahl und kalt ist. Aber das im Frühjahr gekaufte Stöckl tut's auch.

Man macht ein kleines Loch in die Pflanzenerde, legt die Wurzeln des Pflänzchens auseinander, senkt sie in die Erde und läßt langsam Erde in das Pflanzloch rieseln. Nachdem man die Wurzeln leicht angedrückt hat, hebt man die Pflanze nochmals an und bewegt sie leicht, damit alle Hohlräume mit lockerer Erde gefüllt werden. Dann drückt man die Erde endgültig fest.

Zu beachten ist, daß die Wurzeln fest im Erdreich sitzen. Sie dürfen aber nicht von oben her erdrückt werden. Die Erde über den Wurzeln muß locker bleiben, damit das Wasser nicht gestaut wird.

Die Pflanzen sollten nach Möglichkeit am Abend gesetzt werden. Auf keinen Fall dürfen sie gleich dem prallen Sonnenlicht ausgesetzt werden.

Ganz falsch ist es, die Wurzeln vor dem Umpflanzen etwa mit Wasser zu waschen! Man läßt ihnen

das bißchen Heimaterde, denn dort gibt es eine Menge Bakterien, die im Verein mit den mikroskopisch kleinen Wurzelhärchen für das Wohlbefinden der Setzlinge sorgen. Deshalb ist es auch falsch, das Pflanzgut in die Sonne zu legen.
„Beim Umsetzen beginnt schon das richtige Mitfühlen mit der Pflanze. Die Pflanze hat einen bestimmten Platz verlassen und muß sich jetzt wieder zurechtfinden. Und wenn da ein bißchen Verständnis und Liebe da ist, dann sind zwei Freunde da."
Was kann man alles auf dem Fensterbrett ziehen?

Der Schnittlauch
(Allium schoenoprasum)

„Ich möchte gleich mit dem Schnittlauch beginnen, denn wenn Sie sonst nichts haben können, auf den Schnittlauch sollten Sie auf gar keinen Fall verzichten!"
Sie kaufen sich am besten ein Stöckerl, zerteilen es und setzen die einzelnen Pflänzchen – sie haben eine kleine Zwiebel – fingerbreit auseinander. So haben die Pflanzen Platz genug und werden sich rasch vergrößern. Schnittlauch sollte in keinem Haushalt fehlen. Verwendet wird er immer nur frisch.
„Er enthält sehr viele Vitamine und viel schwefelhaltiges ätherisches Öl, das die Verdauung verbessert und gegen Darmparasiten wirkt."
Schnittlauch paßt gut zu Ei-Gerichten, hellen Saucen, Eintöpfen, Suppen und Salaten. Man kann ihn aber auch zu Streichkäse und warmen Erdäpfeln reichen.

„Wenn Sie den Schnittlauch gesetzt haben, besprühen Sie die ganze Pflanzung leicht mit frischem Wasser und stellen sie aufs Fensterbrett. Bei schönem Wetter und bei viel Sonne sollten Sie nicht versäumen, den Schnittlauch vor das Haus zu stellen, damit er genügend Wärme und Licht bekommt. Lassen Sie ihn nicht zu lang werden. Wenn er zirka zehn, zwölf Zentimeter hoch ist, können Sie ihn bereits abschneiden."

Zwei, drei Zentimeter lassen Sie stehen, er wird bald wieder nachwachsen.

„Im Februar/März versuchen Sie, irgendwo getrockneten, zerkleinerten Kuhmist zu bekommen. Den streuen Sie oben ganz fein darüber. Der Schnittlauch braucht jedes Jahr eine kleine Düngergabe. Es gibt heute aber auch Flüssigdünger, mit denen Sie die Kraft des Schnittlauches stärken können."

Zum Schnittlauch sollte man keine andere Pflanze dazusetzen. Noch ein kleiner Tip: Pflanzen Sie Ihren Schnittlauch in zwei Töpfe. Den einen ernten Sie ab, den anderen lassen Sie weiterwachsen. So haben Sie einen wertvollen Helfer – den Schnittlauch – immer bei sich.

Majoran
(Majorana hortensis)

„Majoran wird in der Küche viel zu wenig verwendet. Er wirkt krampf- und schmerzlindernd, vor allem aber magenstärkend. Auch sollte man seine beruhigende und nervenstärkende Wirkung nicht unterschätzen."

In der Küche verwendet man ihn bei Leber- und Eintopfgerichten, bei Braterdäpfeln und auch bei Gansl- und Entenfüllungen. Majoran wird ebenso gern zu selbstgemachten Würsten, Leber- und Blutwürsten gegeben.

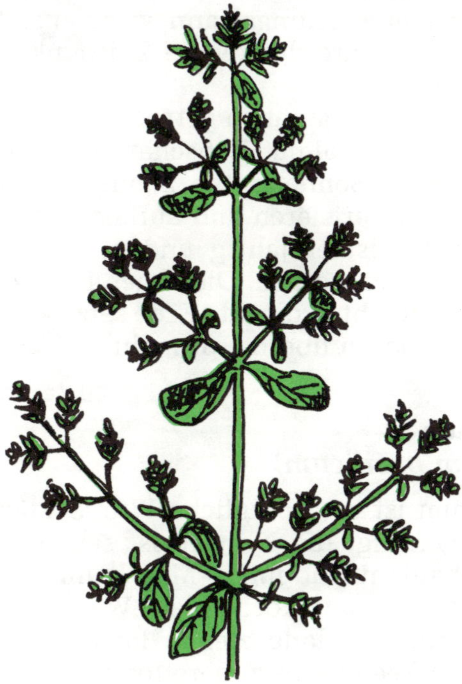

Am vorteilhaftesten ist es, sich im zeitigen Frühjahr fertige Pflanzen zu kaufen, die man dann aussetzt. Die Erde sollte ähnlich der beim Schnittlauch sein, doch mit etwas höherem Humusgehalt. Majoran hat außerdem gerne einen lockeren Boden. Passen Sie aber bitte auf: Major-

an ist sehr frostempfindlich! Aussetzen sollte man ihn daher erst, wenn die Eismonate vorbei sind. Man wird ihn also erst ab Mitte Mai ins Freie geben.
Der Majoran ist pflegeleicht und kann immer wieder zurückgeschnitten werden. Die meiste „Kraft“ hat er allerdings dann, wenn er zu blühen beginnt. Das wäre der rechte Zeitpunkt für die Winterernte.
„Majoran kann man auch getrocknet verwenden. Man hängt Büschel im Halbschatten auf und läßt sie nicht in der Sonne braten. Dann kann man ihn zerrebeln, pulverisieren und aufheben.“
Der Majoran ist einjährig und muß jedes Jahr frisch gepflanzt werden. Die neuen Pflanzen sollte man aber nicht in die alte Erde setzen, denn das mag der Majoran überhaupt nicht.

Basilikum
(Ocimum basilicum)

„Basilikum ist die königliche Würze, stärkt den Magen, beruhigt die Nerven, ist sehr gut gegen Schleimhautentzündung. – Man kann Basilikum natürlich auch mit kochendem Wasser übergießen, 15 Minuten lang ziehen lassen und einen wertvollen Tee daraus zubereiten.“
In der Küche verwendet man Basilikum bei Erbsengerichten, Salatmarinaden, bei Lamm-, Schweins- und Rindsbraten.
Basilikum ist eine anspruchslose Gewürzpflanze. In normaler lehmhaltiger Gartenerde, der etwas Sand beigemischt wurde, gedeiht diese Pflanze sehr gut. Die Erde sollte aber nicht frisch gedüngt

worden sein. Basilikum ist einjährig und muß jedes Frühjahr in eine neue Erdmischung gepflanzt werden.
„Basilikum gehört nicht zu den ausgefallenen Gewürzen, nur wird es ein wenig vergessen. Man

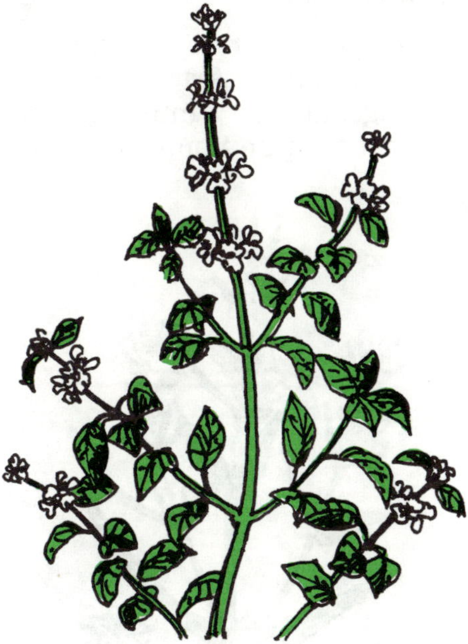

verwendet Basilikum viel zuwenig. Deswegen sollten nicht nur Feinschmecker, sondern auch Menschen, die auf ihre Gesundheit etwas halten, die gesund leben wollen, unbedingt darauf achten, Basilikum zu ziehen, und es vor allem häufig zu benützen."

Auch bei Basilikum ist die ideale Erntezeit die der beginnenden Blüte. Getrocknet oder in Olivenöl eingelegt, ist es dann im Winter ein bekömmliches Gewürz.

Bohnenkraut
(Satureia hortensis)

„Beim magenfreundlichen Bohnenkraut muß man wissen, daß es zwei Arten gibt: ein einjähriges und ein sogenanntes Winterbohnenkraut." Letzteres erntet man im Sommer, wenn es blüht.

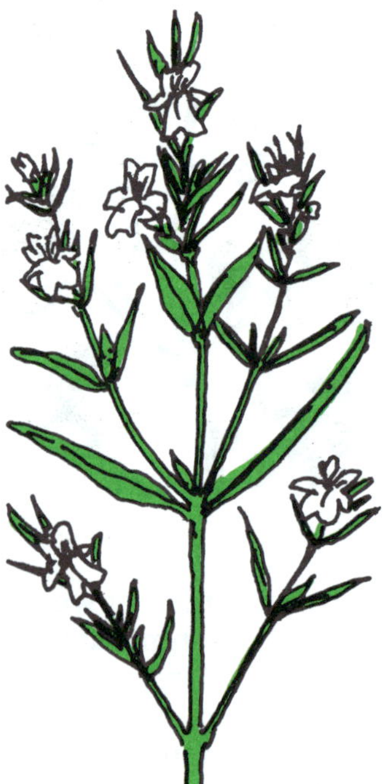

Im Herbst kann dann nochmals geerntet werden. Man läßt vier bis fünf Zentimeter des Krautes stehen und wintert die Pflanze ein. Sie darf in der kalten Jahreszeit nur wenig gegossen werden, weil sonst die Wurzeln abfaulen. Anfängern ist jedoch der Einfachheit halber das einjährige Bohnenkraut zu empfehlen.

„Bohnenkraut ist magenfreundlich, unterstützt die Verdauung, besonders die Verdauung von Hülsenfrüchten. Deswegen kann ich gerade älteren Menschen nicht oft genug empfehlen, Bohnenkrautwürze zu verwenden. Bohnenkraut macht Hülsenfrüchte bekömmlicher und vermindert die Blähungen.“

Bohnenkraut wird aber auch zur Verfeinerung von Schaffleisch und Erdäpfelgerichten herangezogen.

Ernten sollte man es, wenn die Blütenansätze da sind. Das Kraut hat dann die meisten Wirkstoffe. Es wird im Halbschatten getrocknet, zerbröselt und in einem gut schließenden Gefäß aufbewahrt.

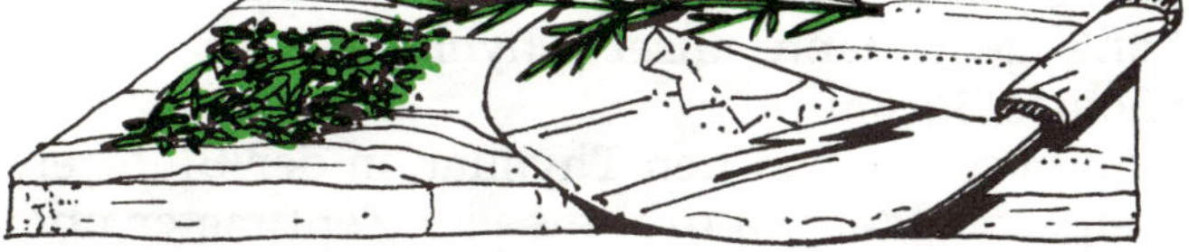

Thymian
(Thymus vulgaris)

Der Thymian ist eine mehrjährige Gewürzpflanze. Nachdem man abgeerntet hat, stellt man den Topf zur Seite, läßt ihn austrocknen, gibt etwas Reisig darüber und stellt ihn auf den Balkon oder

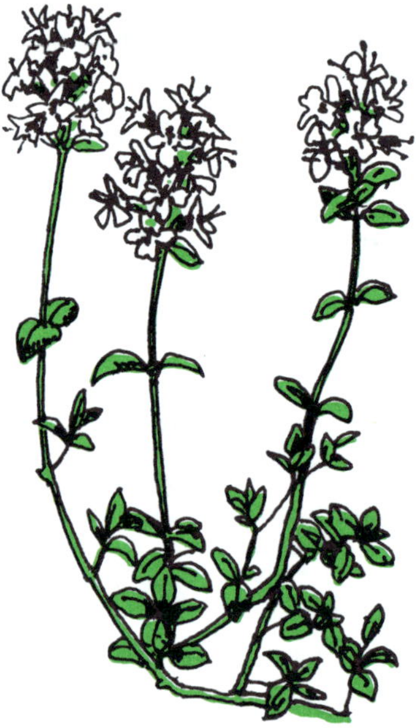

in den Garten. So wird er sicher überwintern. Im Frühjahr wird die Erde gelockert, Humus darübergestreut und angegossen. Auf der Fensterbank geht dann unser Thymianstöckel in die nächste Saison.
Ernten sollte man den Thymian in der Blütezeit. Man schneidet ihn drei bis vier Zentimeter über

dem Boden ab und trocknet ihn im Halbschatten. „Thymian fördert die Verdauung, begünstigt die Aufnahme der Fette und unterstützt den Magen. Deswegen ist Thymian so wertvoll und wichtig. Thymian wirkt ferner krampflösend und bakterientötend. Er ist auch gut für die Atmung. Mit Honig gemischt genossen, ist er ein gutes Mittel gegen Heiserkeit. Er hilft ebenfalls Asthmakranken, ihr Leid zu mildern."

Thymian sollte in der Küche sparsam verwendet werden. Es gibt die Regel, daß überall dort, wo Majoran genommen wird, Thymian weggelassen werden sollte. – Thymian eignet sich gut zum Würzen von Fleisch, von dunkler Sauce und Wild. Verwendung findet er auch bei Geflügelfüllungen, bei vielen Eintöpfen und bei der Zubereitung von Schweinsbraten.

„Thymiantee bewährt sich großartig in Übergangszeiten von kalt auf warm oder von warm auf kalt, weil er die Atmung begünstigt und auf die Bronchien heilend und stärkend wirkt."

Salbei
(Salvia officinalis)

Auch der Salbei ist mehrjährig. Er wird vierzig bis sechzig Zentimeter hoch und hat schöne, blauviolette, kleine Blüten. Gut ist es, ihm eine Holzstütze zu geben. Salbei im Fenster ist nicht nur dem Auge angenehm, er verströmt auch einen gesunden Geruch.

„Salbei fördert die Absonderung von Verdauungssäften, begünstigt die Heilung entzündeter Magenschleimhäute und die Heilung der

Schleimhäute der Atemwege. Deswegen ist auch der Geruch dieser ätherischen Öle etwas Angenehmes und Wertvolles."
In der Küche verwendet man Salbei bei Lamm- und Schweinsbraten und auch bei der Zubereitung von Aal und Leber.

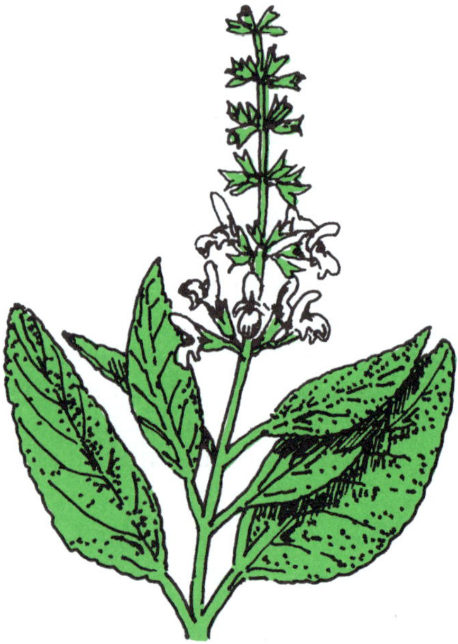

„Salbei mit Majoran, Estragon und Ysop gemischt, ergibt eine sehr wertvolle, angenehme Küchenwürze, die man vor allem dann einsetzt, wenn man Salz sparen will. Gerade in unserer Zeit leben wir viel zu salzreich, und das schädigt unsere Nieren.
Salbeiblätter kann man den ganzen Sommer über

sparsam ernten. Abgeschnitten wird er zur Zeit der Blüte. Will man ihn jedoch im Herbst in den Garten oder auf den Balkon stellen, dann muß er bereits im Juli abgeschnitten werden. Er wächst dann nochmals nach und läßt sich so leicht überwintern.

Ich würde aber vorziehen, ihn auf dem Fensterbrett stehenzulassen, denn da hat man auch während des Winters die wertvolle Hilfe des Salbeigewürzes. Gerade im Winter, wenn wir so wenig natürliche Düfte einatmen können, halte ich den Salbei im eigenen Haus für eine wertvolle Gesundheitsquelle."

Rosmarin
(Rosmarinus officinalis)

„Ein Rosmarinstock im Haus ehrt die Frau", so heißt ein alter Spruch, und es ist eigentlich schade, daß diese wertvolle Gewürzpflanze fast in Vergessenheit geraten ist.

Der Rosmarinstock blüht bereits im Februar/März. Da sollte man dann die blühenden Spitzen abschneiden und trocknen.

„Rosmarin kann auch sparsam in der Küche verwendet werden. Er ist auf alle Fälle gut für den niedrigen Blutdruck und stärkt den Kreislauf."

Rosmarinstöcke können sehr alt werden. Man muß nur hin und wieder die Töpfe der Größe des Stockes entsprechend wechseln.

„In vielen bäuerlichen Familien gehört der Rosmarinstock in die Stube. Hat man einen kleinen Garten, dann trägt man den Stock Ende Mai hinaus, nimmt ihn aus dem Topf – das geht sehr einfach, wenn man vorher nicht gießt, die Erde eintrocknen läßt – gibt ihn in den Boden, gießt gut nach und läßt ihn bis Ende August drinnen.

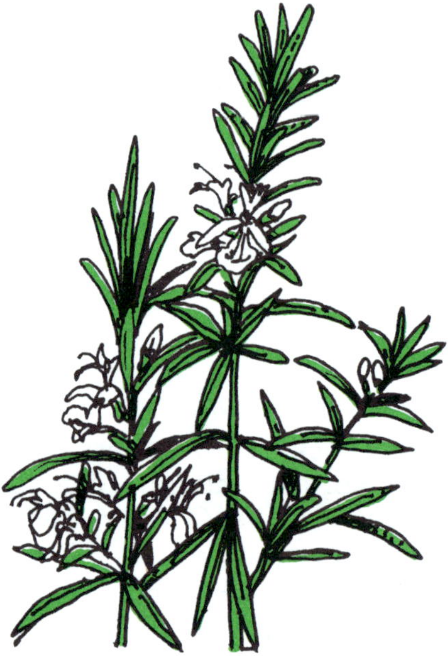

Anfang September, bevor Frostgefahr droht, wird er wieder herausgenommen und eingetopft."
Der Rosmarin ist ein „Südländer". Er braucht Wärme und durchlässigen Boden.

Petersilie
(Petroselinum hortense)

Petersilie sät man im Winter, nach Weihnachten, in gute, angefeuchtete Erde. Über das Pflanzengefäß legt man eine Glasplatte. In der so entstehenden Dunstschicht keimt der Samen besonders leicht. Denken Sie aber daran, daß der Samen bei zunehmendem Mond in die Erde gegeben wird! Sie brauchen wenig Saatgut und werden eine gute Ernte haben. Petersilienblätter sollten nur frisch verwendet werden.

„Petersilie ist reich an Vitaminen, wirkt harntreibend und verdauungsfördernd."

Stillende Frauen sollten jedoch Petersilie meiden. In der Küche kann man überall dort, wo man Salz gibt, auch Petersilie verwenden. Ebenso die Wurzel, am Ende der Vegetationsperiode im Herbst geerntet, wird in der Küche eingesetzt. Läßt man sie in der Erde, dann blüht im darauffolgenden Jahr die Petersilie. Sie kann dann nicht mehr als Gewürz genommen werden, wohl aber der Samen als Saatgut. Für die Samenproduktion ist die Blumentopfkultur nicht geeignet.

„Die gekochte Petersilienwurzel ist gut für Zuckerkranke, weil sie die Bauchspeicheldrüse stärkt. Selbstverständlich ersetzt sie das Insulin nicht. Auch Petersilienwurzel in der Suppe sollte man nicht wegwerfen, sondern essen."

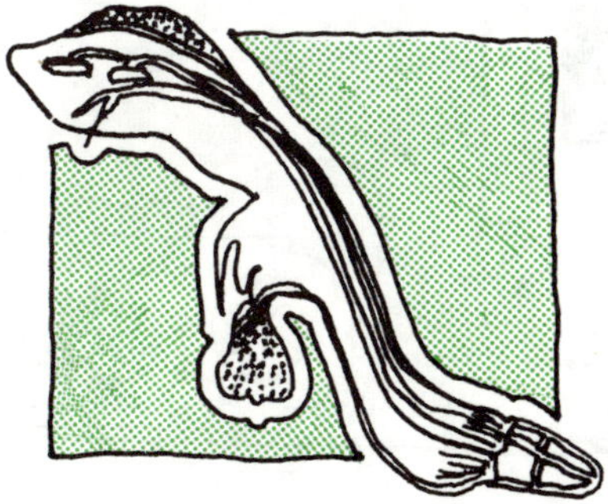

Zwiebel
(Allium cepa)

Auch die Zwiebel kann man im Blumentopf ziehen. Man kauft sich Saatzwiebeln und setzt in ein größeres Gefäß rundum im Abstand von zehn Zentimetern vier bis fünf Zwiebelchen.
„Ich würde hier nicht so großen Wert auf die

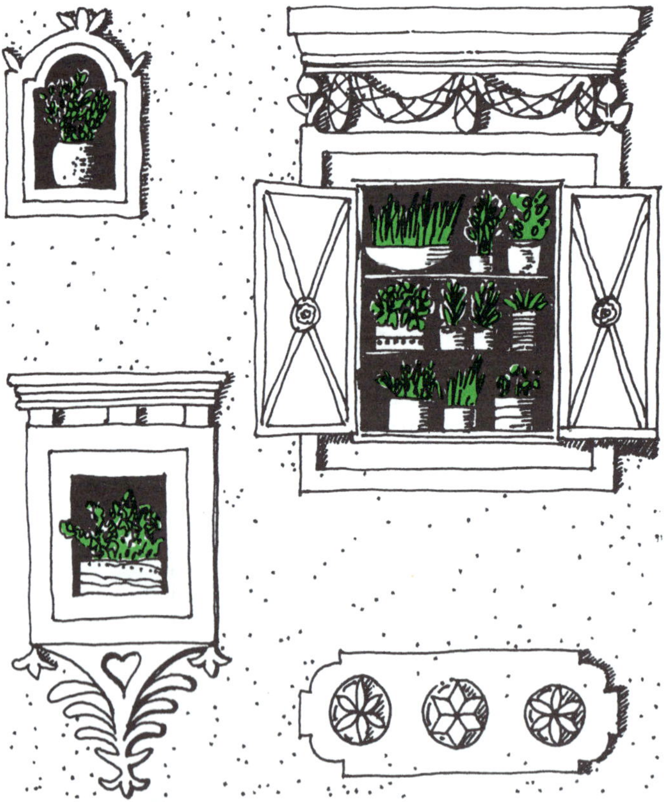

Knollenernte oder die Zwiebelernte legen, sondern auf das Grüne der Zwiebel, auf die Blätter und die Stengel. Blätter kann man ja einkürzen, und man hat immer etwas Frisches für die Suppe. Zwiebel ist nicht nur wassertreibend, sondern auch gut zum Ausgleich des Cholesterinspiegels. Das Zwiebelgrün fördert die Verdauung und regt den Appetit an."

Ein wichtiges Nachwort

Es ist selbstverständlich, sollen unsere Kräuter gedeihen, daß auch die Lage eines Hauses eine gewisse Rolle spielt. Man kann nicht in einem kleinen Blumentopf ein Kraut den ganzen Tag der Sonne ausgesetzt lassen. Die Erde wird austrocknen.
Nun gibt es Leute, die ihre Pflanzen in der Früh in Richtung Osten stellen und dann am Nachmit-

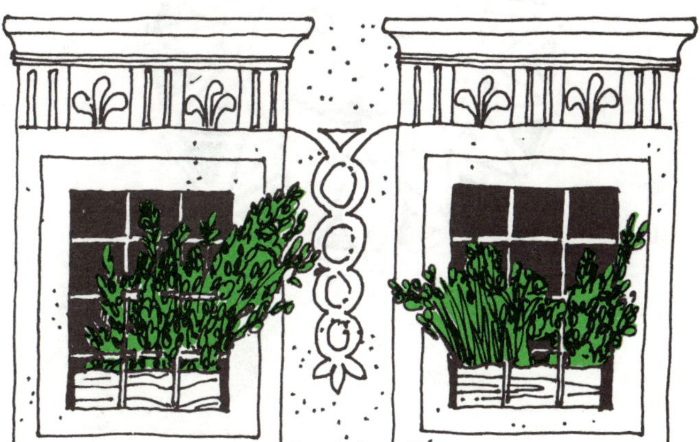

tag in Richtung Westen. Sie sagen, das habe sich bestens bewährt. Eine etwas umständliche Methode!

Eines sollte man aber beachten: Die Pflanze auf dem Fensterbrett braucht Licht, Luft und Sonne. Aber sie darf der Sonne nicht zuviel ausgesetzt sein, sonst geht sie zugrunde. Gut ist es, die der Sonne zugewandte Seite mit einem Brettchen zu schützen.

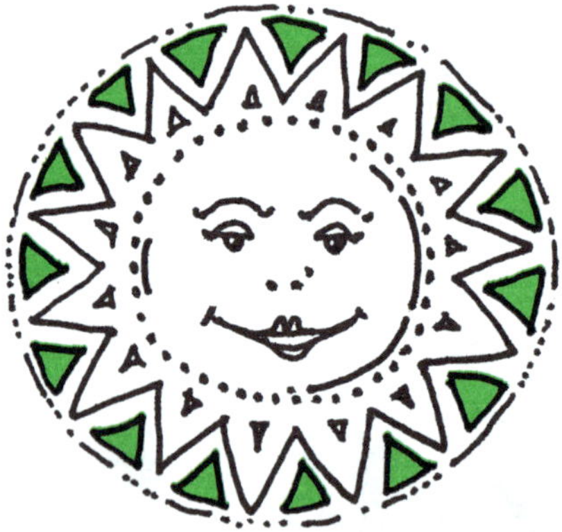

Die Ärztin in der Familie – die Hausfrau

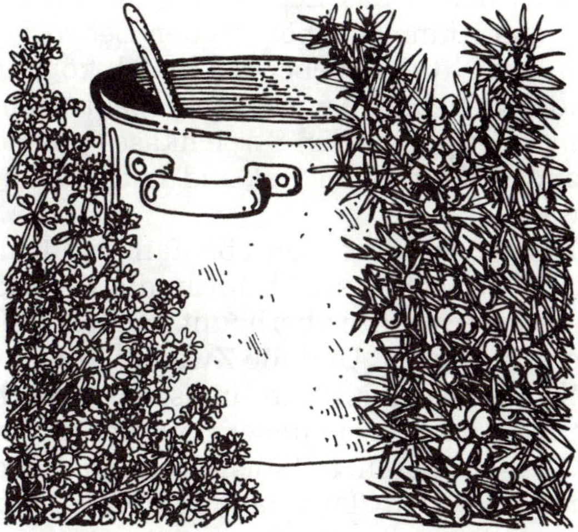

Die Ärztin in der Familie

Wer achtet schon die tausend Schritte der Mutter, der Gattin, der Hausfrau, der Köchin? Diese tausend Schritte und mehr, die sie täglich machen muß, damit das Essen am Tisch steht . . .
„A g'sundes Essen macht g'sunde Leut'“, sagt man. Und von Hippokrates stammt das Wort:

„Eure Nahrungsmittel sollten Heilmittel und eure Heilmittel sollten Nahrungsmittel sein.“
Die Tiere in der Wildnis verstehen es, Nahrung und Heilmittel zugleich aufzunehmen. Wir Menschen essen aber oft so ungesund, daß wir dann extra wieder etwas zur Heilung, zum Gesundwerden brauchen. Eine gesunde Küche ist etwas wert, da ist die Hausfrau der Ärztin am allernächsten, und die Ordination ist die Küche.
„Kümmel macht das Leben lang“, heißt es, und neben dem Kümmel gehört zu den Lebensverlängerern auch die Zwiebel. Kümmel können Sie überall dort nehmen, wo er hineinpaßt: zum Braten, in die Suppe, in den Streichkäse – als Selbstverständlichkeit, ohne viel und lang darüber zu diskutieren.
Den Knoblauch darf man ebenfalls nicht unterschätzen – er gehört nicht nur in die Knoblauchsuppe, sondern sollte überhaupt möglichst häufig verwendet werden. Und die Zwiebel, frisch, feingehackt oder auch als Saft und sogar gekocht, ist gesund, man sollte sie daher häufiger in Suppen oder Fleischspeisen mitkochen. Auch Karotten, Wacholderbeeren, Thymian, Majoran, Schnittlauch und Petersilie dienen unserer Gesundheit.
Wenn die Hausfrau beim Kochen daran denkt, dann wird sie viel dazu beitragen, daß ihre Küche eine gesunde Küche ist. Dann braucht man nicht erst nach dem Heilkräutl zu greifen, wenn es da und dort nicht funktioniert, sondern man kann so manchem Wehwehchen vorbeugen.
Ich hab’ einmal jemanden sagen gehört: „Vorbeugen ist besser als ‚heulen‘ ...“ – das hat mir eigentlich recht gut gefallen.

Und noch etwas: der Frau, der Köchin sagen wir einmal ein vom Herzen kommendes Dankeschön!

Wann's billig ist . . .

„Herr Pfarrer, wann kaufen Sie sich denn Gurken?“
„Wann ich mir Gurken kauf'? – Wenn sie 3,50 S kosten . . .! “
„Sie sind ein Schnorrer! Ich kauf' sie mir, wenn sie 56 S kosten! “
Dieses Gespräch hat stattgefunden, vielleicht noch uriger, aber der Effekt war der gleiche.
Ich bin kein „Schnorrer“. Denn wenn ich mir Gurken kaufe, wenn sie billig sind, dann weiß ich, daß sie vom Feld kommen, daß sie unter freiem Himmel gezogen worden sind und daß sie vor allem reif sind.

Gurken sollen „lächeln“, dann sind sie am gesündesten. Das heißt, Gurken sollen nicht ganz dunkelgrün sein, wenn man sie für den Salat verwendet, sondern einen leichten, weiß schimmernden Streifen haben. Sie müssen nicht ganz gelb sein, aber sie sollen sich auf dem Weg der Reife befinden, dann sind sie wirklich gesund. Man soll auch das Wasser vom Salat nicht stehen lassen, sondern es trinken; es ist wertvoll.

Und nicht nur die Gurken soll man in ihrer heimischen Reifezeit in vermehrtem Maße essen, sondern auch Salat. Dann nämlich, wenn verhältnismäßig viel zugrunde geht, weil ihn die Standler und vor allem die Salatbauern nicht anbringen, ist er besonders bekömmlich. Denn wenn das Gemüse billig ist, dann ist es reif. Es ist schon etwas

dran an dieser Einstellung. Ich hab' es als Bauernbub daheim so gelernt, und nach Jahren hab' ich es überdacht und bin fest davon überzeugt, daß es richtig ist.
Das gleiche auch beim Obst: wenn es reif ist, ist es am billigsten, weil es noch nicht gelagert wurde. Und gerade dann von Äpfeln, Pfirsichen, Birnen, Weintrauben einige Zeit mehr zu essen, schadet gar nicht. Dieses schubweise Essen tut dem Körper gut. Nützen wir die Wochen aus, wo es von einer Gemüsesorte viel gibt, vor allem dann, wenn man selber einen Garten hat. Das gibt dem Körper einen leichten Umschwung, einen Anstoß und einen gewissen Anreiz. Und das kann man auch zur Reiztherapie zählen, das kann heilsam sein und uns helfen.
Also nochmals: Wenn es billig ist, das Obst und Gemüse, dann ist es am wertvollsten.

Kalifornien liegt hinter dem Gartentürl

Wer kennt sie nicht – die Romane, die Filme, die vom Lande des Goldes, von den Goldgräbern kunden? Viele sind dort hingezogen, mit vielen Wünschen im Herzen. Manchem wurden sie erfüllt, viele aber wurden enttäuscht. Kalifornien, das Land des Goldes – ich vergleiche es mit dem Hausgartel. Jeder, der ein Stückchen Land hat, das an sein Haus angrenzt – dieses Stückerl Garten ist so ein „Kalifornien", ein Land des Goldes. Ich hab' öfter Besuch bekommen, und wir sind gemeinsam, knapp vor zwölf, in den Pfarrgarten hinausgegangen, haben ein paar Häuptel Salat abgeschnitten und sie hereingebracht. Der Salat wurde angerichtet, und kurz darauf haben wir ihn gegessen. Ich wurde einige Male darob buchstäblich beneidet, denn man glaubt gar nicht, wie wertvoll es ist, wenn man sich den Salat, den Schnittlauch, die Petersilie und vieles andere,

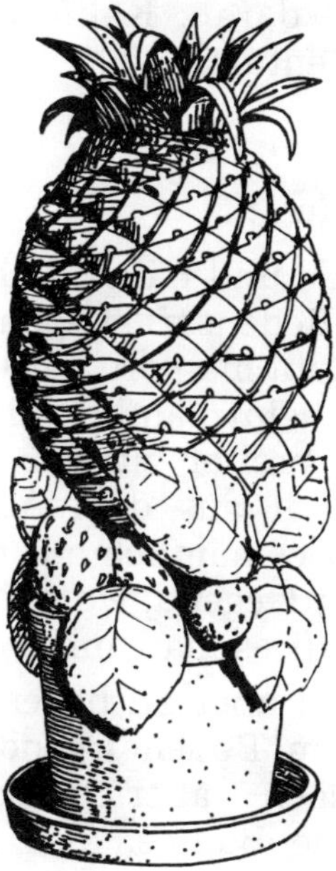

knapp bevor man es serviert, aus dem eigenen Gartel holen kann. Auch dann, wenn sich dieses „Gartel“ nur auf der Veranda befindet oder aus einem Kästchen bzw. einem Blumentopf besteht – es ist sicher etwas wert.

Man unterschätzt meistens das, was man hat. Das Stückchen Boden, das man selber bewirtschaftet.

Ein Gartel – auch ein kleines – kann zu einem „goldigen“ Stückchen Land werden. Erstens kann man es selber bewirtschaften, kann setzen, was man will und braucht, zweitens hat man es bei der Hand und drittens weiß man, wie man es gedüngt hat und daß nicht gespritzt worden ist. Also denken Sie daran: Kalifornien liegt gleich hinter dem Gartentürl . . .!

Bleibe im Lande . . .

„Bleibe im Lande und nähre dich redlich!“ – so lautet eine alte Redensart. Beobachtet man aber die Leute, so glaubt man oft, das Gegenteil müsse wahr sein. Es scheint nämlich die irrige Ansicht unter vielen verbreitet zu sein, daß Obst und Gemüse unbedingt aus dem Ausland kommen müssen. Stammt es nämlich aus dem Inland und vor allem aus der Gegend, wo wir selber wohnen, dann schätzen wir es manchmal gar nicht.

Ich möchte dabei aber zu bedenken geben, daß wir alle mit dem Boden irgendwie verwurzelt sind: wir Menschen – aber ebenso die Gewächse, die Pflanzen, die Bäume, also auch Obst und Gemüse; daß von der Sonnenbestrahlung und vor allem vom Einfall der Sonnenstrahlen manches abhängt und daß Obst und Gemüse von „daheim“ günstig ist für Gesundheit und Körper.

Die Gemüsemärkte in unseren Städten sollen nicht deswegen bestehen bleiben, weil es in der Vergangenheit auch so war, sondern weil hier immer wieder Gesundes unters Volk kommt: vom Erzeuger kurz vorher geerntet oder geschnitten

und weitergegeben und vom Verbraucher auf den Tisch gebracht.
„Bleibe im Lande“ – achte das, was aus deinem Lande kommt; dazu gehört auch der Bienenhonig, das Obst und Gemüse.

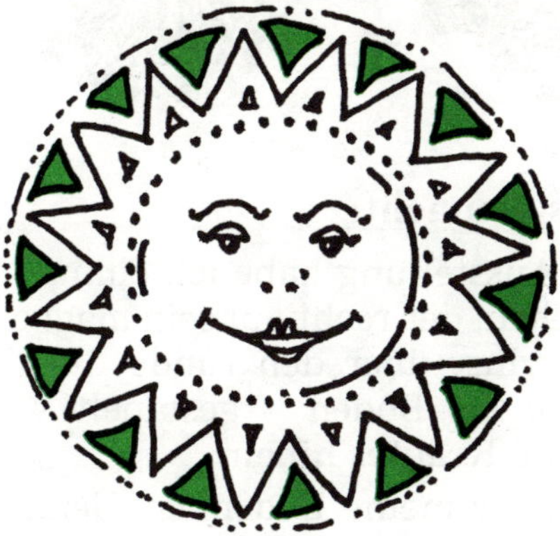

Heilpflanzen richtig trocknen

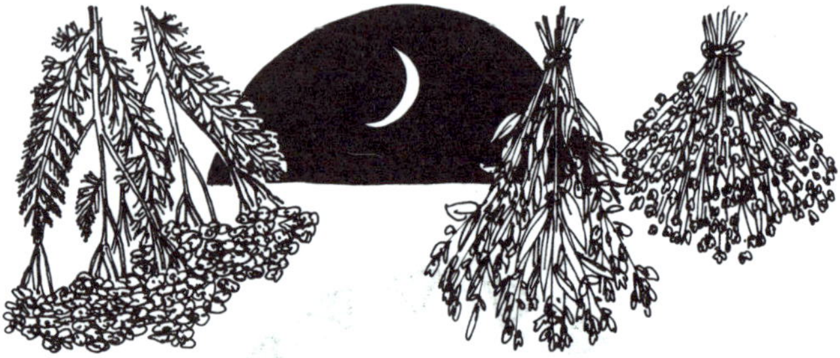

So wird's gemacht:

Bei einer Ausstellung habe ich einmal einen Apparat gesehen, der recht gut sein mag: ein elektrischer Heizring, über den runde Behälter – mit einem Sieb als Boden – gestapelt werden. Da kommen die Kräuter hinein.

Ich habe aber meine Bedenken, denn die Leute machen dabei einen Fehler: Sie sammeln das Kraut und geben es gleich hinein, um es bei 35 oder 40 Grad Wärme schnell trocknen zu lassen. Das ist eben falsch. Ein frisch geschlachtetes Schwein können Sie auch nicht gleich zerstükkeln und einfrieren. Sie müssen es wenigstens über Nacht auskühlen lassen.

Auch bei den Kräutern darf man nicht sofort vom frischen, lebenden Zustand zum getrockneten

Zustand übergehen. Man soll sie zuerst ohne Hitzeeinwirkung gut abwelken lassen. Warum? Weil die Hauptwirkstoffe oft ätherische Öle sind. Ätherisch heißt: flüchtig, leicht. Sich leicht verflüchtende Öle sind das also.
Werden die Kräuter sofort erhitzt, dann bleibt nur Heu übrig. Die wertvollsten Stoffe sind weg. Deshalb lassen Sie die Kräuter zuerst an der Luft vortrocknen. Nicht im Korb, sondern aufgehängt oder ausgebreitet auf Tischen.
In meiner „Kräuterbude“ im Harther Pfarrheim habe ich einige Tische. Auf die gebe ich weißes, sauberes Papier. Darauf breite ich die Kräuter aus, lasse sie gut anwelken, und erst dann kann man sie eventuell neben dem Herd oder mit so einem Apparat gänzlich trocknen. Bevor ich meine Kräuter endgültig lagere, übertrockne ich sie nochmals.
Die Grundregel lautet also: Vor der Sonne geschützt (keine direkte Sonnenbestrahlung!), mit wenig Wärme, in einem luftigen Raum trocknen lassen. Ein leichter Luftzug ist der beste Helfer bei der Trocknung der Kräuter.
Wenn Kräuter nicht der Sonne ausgesetzt sind, bleibt auch ihre Farbe erhalten; sie werden nicht braun. Außerdem gibt es noch einige Feinheiten: Blüten und Blätter bei zunehmendem Mond gesammelt, behalten ihre frische Farbe leichter bei. Wurzeln jedoch sollten bei abnehmendem Mond gegraben werden.

Richtig Tee zubereiten

Schon die Bezeichnung „einen Tee kochen“ ist irreführend und unrichtig. „Einen Tee zubereiten“ bringt uns dem Geheimnis schon näher. Zunächst ist einmal wichtig zu unterscheiden, welche Teile der Pflanze ich für meinen Kräutertee verwende. Das können Samen, Blüten, Blätter, aber auch Stengel, Rinden und Wurzeln sein. Danach richtet sich auch die jeweilige Zubereitungsart.

Der Aufguß

Im Aufguß werden vor allem weiche Pflanzenteile zubereitet. Das sind Blüten und Blätter. Man läßt Wasser gut kochen, zieht es dann von der Feuerstelle weg und fügt nun die vorgeschriebene Menge der Kräuterdroge bei. Wieviel man nehmen soll, ist meist auf einen Viertelliter Wasser berechnet. Den Tee kann man ins Wasser geben oder ihn mit dem Wasser übergießen.
Das Gefäß wird mit einem Deckel verschlossen. So läßt man 15 Minuten ziehen. Zugedeckt deshalb, damit die leicht flüchtenden Öle, die dem Tee auch den guten Geschmack verleihen, nicht entweichen können. – Die weichen Teile der Pflanze werden also so zubereitet.
Habe ich Samenkörner, zum Beispiel Fenchel,

Anis, Bibernelle, Kümmel usw., dann zerstampfe ich sie in einem Mörser. Aber bitte nicht schroten. Die Samen sollen nur leicht angebrochen werden, damit das kochende Wasser die wertvollen Inhaltsstoffe leichter herauslösen kann.

Der kalte Ansatz

Harte Pflanzenteile wie Rinden, zum Beispiel Eichen- oder Weidenrinde und andere, werden normalerweise 6 bis 8 Stunden angesetzt. Kurz aufkochen oder erwärmen. Anschließend braucht man den Tee nicht mehr ziehen zu lassen.

Auch Wurzeln werden kalt angesetzt. Dies tut man meist am Abend. In der Früh wird der Tee dann leicht erwärmt und getrunken. – Der Misteltee wird auf die gleiche Weise zubereitet. – Haferstroh und Queckenwurzeln müssen ebenfalls 6 bis 8 Stunden kalt angesetzt werden.

Einige Ausnahmen, die man beachten sollte

Beim Tausendguldenkraut brauche ich nur ein halbes Teelöfferl zerkleinerte Pflanzenteile für einen halben Liter Wasser. Man setzt es über Nacht an, deckt zu, seiht in der Früh ab und trinkt den Tee zimmerwarm, schluckweise vor den Mahlzeiten.

Das Zinnkraut bedarf einer anderen Behandlung: Drei Stunden wird es kalt angesetzt, dann kocht man es kurz auf, seiht ab und verwendet es. Durch den Kaltwasseransatz löst sich die Kieselsäure leichter.

Kräuterpulver

Ich kann Kräuter aber auch pulverisieren, Meisterwurz-Wurzel zum Beispiel, ebenso Kräuter wie Thymian oder Majoran. Dieses Pulver wird dann eingenommen. Meist eine Messerspitze oder ein halber Teelöffel voll. Danach etwas Himbeersaft oder Schwarzen Johannisbeer-Saft trinken.

Richtig Tee trinken

Kräutertees wollen auch richtig getrunken sein. Ganz falsch ist es zum Beispiel, jahrelang „Stammkunde“ bei nur einem Kräutertee zu sein. Drei Wochen lang sollte eine Teekur dauern, dann muß man eine Woche aussetzen, wenn die Kur sinnvoll sein soll. So gliedern wir uns in den Rhythmus des Mondes ein. 4 x 7 = 28. Am günstigsten ist es, bei abnehmendem Mond anzufangen. – Sich nach dem Mond zu richten, klingt verrückt, hat aber einiges an sich!

Auf eine Teekur sollte man sich vorbereiten, sich einstellen. Das ist notwendig. Es ist auch sehr wertvoll, daß ich jede Tasse Tee langsam, gelassen, ruhig und schluckweise trinke. Der Chinese spricht sogar davon, daß man die Teeschale „abbusserln“, ihr einen Kuß geben soll. Langsam und bedächtig soll man Tee trinken. Jede Hast ist unvorteilhaft und schädlich. Nie „im Vorbeilaufen“ eine Tasse hinunterschütten, sondern sich niedersetzen und langsam Tee trinken!

Kräutertees – richtig getrunken – werden uns nicht enttäuschen. Man soll auch wissen, daß man nach dem Genuß von Kräutertee einen stärkeren Harndrang verspürt. Das ist ganz natürlich. Der Körper wird gereinigt, Giftstoffe gehen weg – und die müssen abgegeben werden. Zirka eine halbe

Stunde nach dem Trinken einer Tasse Tee muß ich damit rechnen. Das bedingt, daß ich mir die Zeit vielleicht besser einteile, sonst kann es zu peinlichen Situationen kommen.

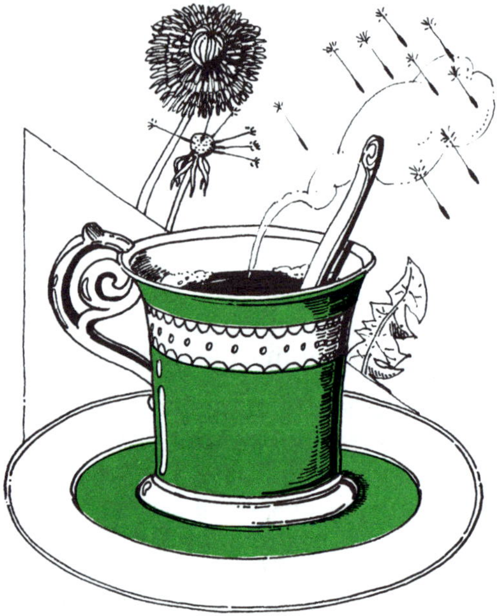

Die günstigen Zeiten für das Trinken von Kräutertees sind der Morgen und der Abend. Eine Stunde vor dem Schlafengehen sollte man seinen Kräutertee einnehmen, ausgenommen solche gegen Schlafstörungen. Die trinkt man eine halbe Stunde vor dem Zubettgehen. In der Ruhe, während des Schlafes, können die Kräuter besonders gut wirken.

Dort, wo es vorgeschrieben ist, soll man auch mittags eine Tasse Kräutertee trinken. Das können zum Beispiel Tees sein, welche die Verdauung ankurbeln. Die trinkt man eine halbe Stunde vor dem Essen. Die anderen Tees – für die Lunge zum Beispiel – kann man ruhig nach dem Essen einnehmen.

Kräuterwurzeln

Sie kennen vielleicht von meinen Vorträgen den Ausspruch: „Wenn heraußen was is, dann is unter der Erden nix!“ Das heißt, wenn das Heilkraut üppig dasteht, wenn es wächst und blüht, dann ist die Wurzel jener Faktor, welcher der Pflanze die Kraft vermittelt, das Äußere aufrecht erhält und nährt. Erst wenn heraußen alles abgestorben ist, dann ist die Kraft wieder in die Wurzel zurückgekehrt, und nur dann ist sie heilsam. Der Spätherbst z. B. ist die richtige Zeit zum Wurzelgraben. Sollten Sie es aber nicht mehr schaffen, dann sind auch noch die Monate März und April geeignet dazu. Aber bleiben wir jetzt gleich beim Herbst, und nehmen wir die wichtigsten Wurzeln her, die wir graben können.

Da haben wir einmal den Baldrian, dann Beinwell, auch Schwarzwurzel genannt, die Meisterwurz, die Bibernelle, die Klettenwurzel und die Attichwurzel.

Baldrian
(Valeriana officinalis)

Den Baldrian werden Sie ja kennen, mit seinem eigenartigen Geruch, mit seinen gefiedert lanzettlichen Blättern, mit seinen Blüten, die vom Weiß in das traumhafte Violett übergehen. Er hilft bei Nervenschmerzen, bei Schlaflosigkeit. Eines darf man aber nicht vergessen: Baldrian soll man längere Zeit hindurch nehmen und nicht zu wenig, denn Baldrian wirkt nur in größerer Menge verabreicht.

Bei einer Mischung nimmt man normalerweise 5 bis 6 Teile vom Baldrian und 1 bis 3, höchstens 4 Teile von den anderen Kräutern. Daß man auf Baldrian süchtig werde, hat die Wissenschaft widerlegt. Wie gesagt, Baldrian beruhigt, gibt einen guten Schlaf.

Beinwell
(Symphytum officinale)

Das zweite wäre dann der Beinwell. Beinwell, Wallwurz oder Schwarzwurz genannt; bitte nicht verwechseln mit der Schwarzwurz, die auch ein Gemüse ist, das ist wieder etwas anderes. Der Beinwell – sagt ja schon der Name – „wallt“ die Knochen zusammen, er heilt die Knochen. Er dient also überall dort, wo man einmal Knochenbrüche gehabt hat, die schlecht zusammenwuchsen, aber auch bei eitrigen Wunden kann man ihn einsetzen. Vor allem nimmt man hier die Wurzel. Man kann sie frisch, aber ebenso in getrocknetem Zustand verwenden – dann reibt man sie zu Pulver. Zu einem Suppenlöffel Pulver gibt man einen Teelöffel Wasser, rührt es ab, streicht es auf ein Leinenfleckchen und legt es auf. Auch die ärgsten Wunden werden sauber und heilen wieder aus.

Meisterwurz
(Imperatoria ostruthium)

Das dritte wäre dann die Meisterwurz. Ist Beinwell die Pflanze des Flachlandes, so ist die Meisterwurz die Pflanze des Hochlandes. Auf Almen und Bergwiesen ist sie zu finden. Die Meisterwurz ist ein Magenkraut, dient in erster Linie zur Anregung der Verdauung, fördert den Appetit, baut aber auch Aggressionen und Nervenschwäche ab. Die Meisterwurz-Wurzel, die meistens sehr dick ist, muß geteilt und zerschnitten werden, um gut durchtrocknen zu können. Denn das gilt für alle Wurzeln, sie dürfen nicht anschimmeln, nicht schlecht werden, sondern müssen gut getrocknet werden.

Bibernelle
(Pimpinella saxifraga)

Die Bibernelle ist die nächste hier in unserem Kreise. Sie wächst wohl überall. Am bekanntesten ist die Kleine Bibernelle, die noch im Spätherbst blüht. Sie hat eine ganz feine Wurzel – wie ein kleiner Finger – und schmeckt sehr bitter. Bibernellwurzeln kann man auch bei Wanderungen verwenden, indem man sie langsam kaut. Man gewinnt dabei Überhand über den Durst: man spürt den Durst nicht, man wird widerstandsfähiger. Bibernelle und Wacholder waren ja die zwei typischen Kräuter bei der Pest. Die Bibernelle also ist ein Polizist in unserem Inneren, sie reinigt, wacht, kehrt aus – antiseptisch nennt es der Mediziner. Als ein Reinigungsmittel gegen innere Unsauberkeiten, gegen Keime können wir Bibernellwurzeln einsetzen.

Klettenwurzel
(Arctium lappa)

Die Klettenwurzel, die Hoffnung vieler Männer: wenn es an der oberen Behauptung kleinweise fehlt, wenn das Haar schütter wird, dann schwören sie auf Klettenwurz. Sicherlich kann der Saft der Klettenwurzel manches tun, gemeinsam mit Brennesselabsud oder -aufguß. Eine gute Kopfwäsche wird so hergestellt: Zu gleichen Teilen Brennesseltee und Klettenwurzabsud – die Wurzel muß man kurz kochen – das hilft unter Umständen. Klettenwurz hilft auch, uns jünger zu fühlen, länger jung zu bleiben. Klettenwurz gehört zu jenen Kräutern, die uns ein langes Leben versprechen. Also auch Klettenwurzel sammeln, aber nur die zweijährige. Die einjährige ist zu schwach, und nach dem zweiten Jahr vermodert sie.

Attich
(Sambucus ebulus)

Als letzter im Bunde: der einjährige Holler oder Attich, die Attichwurzel. Den Attich erkennt man sehr leicht und kann ihn ohne große Schwierigkeiten vom Holunder – vom Roten oder Schwarzen – unterscheiden, weil er gerade Triebe direkt aus der Erde, aus der Wurzel heraustreibt.
Die Attichwurzel hilft vor allem bei Harnbeschwerden. Es gehört dieses Kraut bzw. diese

Wurzel zu den „Muß-Kräutern“. „Muß-Kraut“ heißt, daß man „müssen“ muß, daß man mehr Harn abgibt. Die Attichwurzel ist das Heilkraut für die zweite Hälfte des Lebens. Man sollte aber nicht warten, bis man Schwierigkeiten hat, Harn zu lassen, oder bis man große Schmerzen empfindet. Vorbeugen ist auch hier besser als heilen.

Wonne in der Wanne

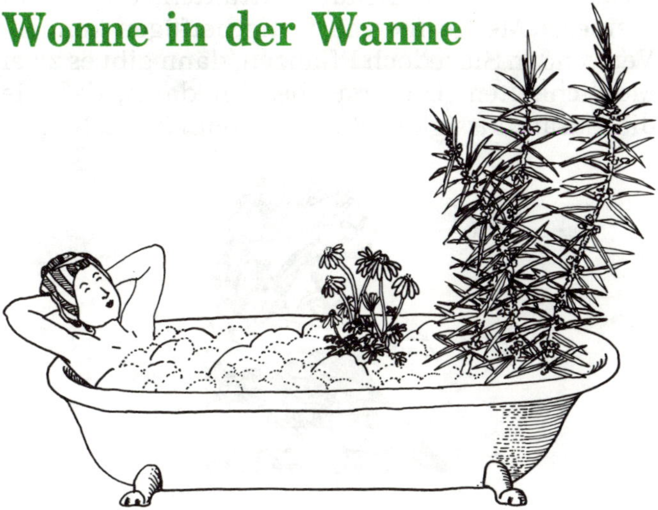

Kräuterpfarrer Weidinger beantwortet Höreranfragen

Über Badezusätze

Es schreibt mir Frau Rosa aus Saalfelden: „Lieber Herr Kräuterpfarrer, Sie geben immer wieder so gute Ratschläge, aber eines habe ich bis jetzt vermißt. Sie haben noch nie ausführlich über Badezusätze gesprochen."
Gerne erfülle ich diesen Wunsch, denn Bäder sind wertvoll. Pfarrer Kneipp war ja dafür ein Fachmann.

Die Bäder sind aber noch wertvoller, wenn man Kräuterzusätze beifügt. Und da möchte ich unterscheiden zwischen reinen Kräuterzusätzen – d. h. Kräuter, die Sie selber haben, die Sie sich anschaffen – und Kräuterextrakten, die Sie in kleinerer Menge fix und fertig beifügen können. Verwenden Sie jedoch Pflanzen, dann gibt es zwei Möglichkeiten. Die erste besteht darin, daß Sie die Zusatzflüssigkeit durch Aufguß herstellen.

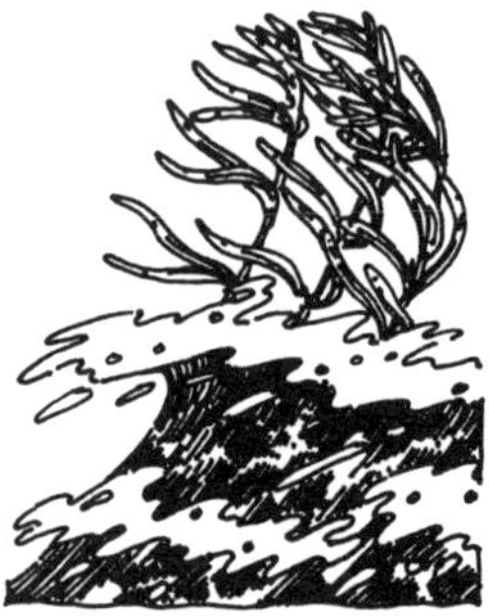

Aufguß:

Sie nehmen kochendes Wasser, geben die angegebene, notwendige Menge Kräuter hinein, lassen es 15 bis 20 Minuten ziehen. Je länger, umso mehr Inhaltsstoffe werden frei und stehen Ihnen dann im Bad zur Verfügung.
Die zweite Möglichkeit ist die Aufkochung.

Aufkochung:

Wenn Sie beim Aufguß alle Weichteile, also Blätter und Blüten verwenden, dann sind es bei der Aufkochung alle harten Pflanzenteile – Rinden, Wurzeln, teilweise auch Samen oder Stengel.

Wie das gemacht wird? Sie geben in ein entsprechendes Gefäß die nötige Menge, lassen sie ausziehen oder – auskochen – wie angegeben – seihen ab und fügen das so Gewonnene dem Badewasser bei. Warum man nicht gleich alles in die Badewanne hineinwerfen soll? – Weil Sie sich dann den Abfluß verstopfen, was unnötigen Ärger verursacht. Aber das ausgelaugte Kraut müssen Sie nicht wegwerfen. Nehmen Sie ein Sackerl oder einen Strumpf, geben Sie es hinein, binden es zu, und legen Sie es ins Badewasser. Denn ich bin „einer von der sparsamen Sorte".
Und noch eines: Kräuterbäder soll man nicht zu häufig nehmen, sie sollen auch nur zwischen 8 und 10 Minuten dauern. Lieber weniger als zu lange. Es wäre gut, den Rat des Arztes einzuholen.
Man kann aus den verschiedensten Kräutern Badezusätze bereiten. Ich möchte Ihnen zuerst drei solche Pflanzen vorstellen: Baldrian, Eichenrinde und Fichtennadeln.

Das Baldrianbad

Vom Baldrian verwenden Sie die Wurzel, die man im Herbst oder im zeitigen Frühjahr gräbt, reinigt, trocknet. Letzteres nicht bei direkter Wärme, sondern erst einmal bei Zugluft gut übertrocknen und danach in Ofennähe. Da kann man die Wurzeln dann auch zerkleinern.
Nehmen Sie 75 Gramm getrocknete Baldrianwurzel, geben Sie diese in zwei Liter Wasser, kochen kurz – nicht zu lange – auf, weil sonst die leicht flüchtenden Öle „tschari" gehen, wie man bei uns

sagt. Und das wäre jammerschade. Dann gut zudecken und noch 15 bis 20 Minuten ziehen lassen. Danach abseihen und dem Badewasser beifügen.
Baldrianbad hilft bei Nervosität. Menschen, die sich wegen jeder Kleinigkeit aufregen, die nervös sind, sollten einmal in der Woche so ein Bad nehmen. Ein Baldrianbad hilft auch bei Schlafstörungen.
Anstatt der Wurzel können Sie eine Baldriantinktur verwenden. Davon fügen Sie zwei bis drei kleine Stamperl dem Badewasser bei. Das ist natürlich einfacher.

Das Eichenrindenbad

Für ein Eichenrindenbad nehmen Sie die Rinde von dreijährigen, also daumendicken Zweigen und nicht die Borkenrinde, die bei den Holzscheitern abfällt.
Sie brauchen zirka ein halbes Kilo junge Eichenrinde für zwei Liter Wasser. Kalt ansetzen, gut aufkochen, 10 bis 15 Minuten ziehen lassen, abseihen.
Dieses Bad hilft bei Ekzemen, bei Hautleiden, bei unreiner Haut, aber auch bei Hand- und Fußschweiß.
Sollten Sie an letzterem leiden, rate ich Ihnen, ein Gemisch von
3 Teilen Eichenrinde,
2 Teilen Salbei,
1 Teil Käsepappel
zusätzlich zu diesem Eichenrindenbad, wenigstens einmal pro Tag, drei Wochen lang zu trinken.

Das Fichtennadelbad

Für dieses Bad benötigen Sie zwei bis drei Eßlöffel Fichtennadelöl oder ein halbes Kilo Nadeln. Die Nadeln müssen Sie aber kalt zustellen, aufkochen, einige Zeit ziehen lassen und dann abseihen.
Das hilft bei Rheuma, bei Schwierigkeiten mit den Nerven, bei Nervosität, aber auch bei Schlafstörungen.
Gut ist es, Baldrian und Fichtennadeln abzuwechseln. Öfter als zweimal in der Woche würde ich Ihnen auch ein Fichtennadelbad nicht raten. Denn es ist ein Irrtum, wenn man meint, es müsse alles, vom Tee angefangen bis zum Bad, viel und oft genommen werden.
Das Geheimnis des Erfolges liegt aber an der persönlichen Einstellung und Treue, mit der Sie so eine Kur oder so ein Bad durchführen.
Die Fichtennadeln können Sie auch im Winter, wenn die Fichten geschlägert werden, sammeln. Da fügen Sie niemandem einen Waldfrevel zu, und es wird sich niemand beschweren. Verwenden Sie die Nadeln aber nach Möglichkeit frisch!

Und nun zu **Haferstroh, Heublumen** und **Kamille** als **Badezusätze.**

„Des können's an andern erzähln, aber net mir, daß Haferstroh – außer für d'Roß und für d'Rindviecher – aa no wem helfen sollat . . .!" so habe ich einmal jemanden reden gehört, und es war gar nicht so leicht, ihn zu überzeugen, daß Haferstroh eine Heilpflanze ist, eine Heildroge, die nicht nur für Bäder, sondern auch als Tee verwendet wird.

Das Haferstrohbad

Für ein Haferstrohbad nehmen Sie ein halbes Kilo gehäckseltes Haferstroh, kochen es gut in zwei Liter Wasser auf, lassen zugedeckt 15 Minuten ziehen und seihen ab.

Das ist eine gute Sache bei Rheuma, Gicht, aber auch bei chronischen Hautleiden. Außerdem wirkt ein Haferstrohbad nervenberuhigend und hilft bei Schlafstörungen.

Ein solches Bad sollten Sie aber auf keinen Fall öfter als dreimal in der Woche, also jeden zweiten Tag, nehmen.

Das Heublumenbad

Bei den Heublumen aber aufpassen. Denn so wertvoll sie bei Stoffwechselstörungen, bei Rheuma, bei Hexenschuß und bei allen Krankheiten, die mit den Gelenken zusammenhängen, sind, sie greifen als Badezusatz das Herz an. Das heißt, man sollte unbedingt den Arzt konsultieren!

Dies gilt natürlich für das Vollbad und nicht bei Fuß- oder Handbädern.

Die Zubereitung ist einfach: Vier Hände Heublumen im Aufguß oder die empfohlene Menge Fertigextrakt.

Das Kamillenbad

Für ein Kamillenbad brauchen Sie 100 Gramm Blüten, es wird durch Aufguß zubereitet. Ein Kamillenbad ist vor allem bei Hautleiden, aber auch bei Hämorrhoiden anzuwenden.

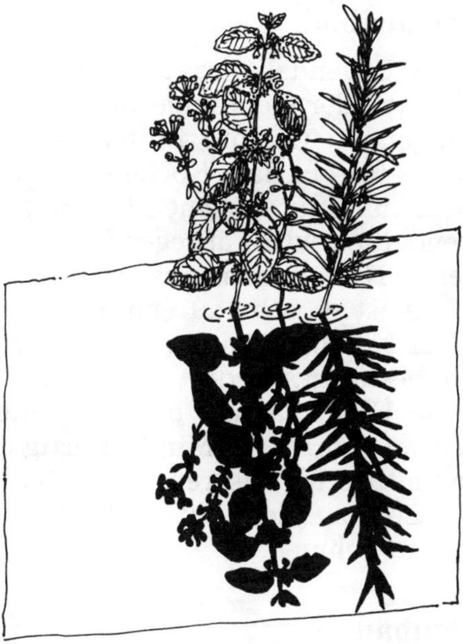

Wenn Sie einmal so richtig „gebuddelt“ haben und verschwitzt sind, sollten Sie des üblen Körpergeruchs wegen ein Kamillenbad nehmen.

Das Kleiebad

Bei der Kleie denken viele Menschen nur ans Müsli. Aber die Wirkung der Kleie als Badezusatz darf nicht unterschätzt werden.
Man nimmt ein halbes bis ein Kilo Kleie für zwei bis drei Liter Wasser, setzt kalt an und kocht auf. Auch hier muß man abseihen, weil sonst leicht der Badewannenabfluß verstopft wird.
Ein Kleiebad sollte man bei gereizter Haut und bei Hautjucken nehmen.

Das Lavendelbad

Wenn man Lavendelextrakt verwendet, richtet man sich nach der Gebrauchsanweisung, ansonsten genügen 50 Gramm Blüten – frisch oder getrocknet – für ein Bad. Kochendes Wasser darübergeben, 15 Minuten ziehen lassen, abseihen. Ein Lavendelbad wirkt anregend, aber vor allem beruhigend. Nach einem anstrengenden, aufregenden Tag ist es sehr zu empfehlen, auch bei beständiger Nervosität und Nervenschwäche. Lavendel bestätigt, fördert das eigene Ich, die persönliche Überzeugung, hilft uns auch, nicht egoistisch zu sein, baut Minderwertigkeitskomplexe ab und festigt unseren Charakter. So kann man von Zeit zu Zeit mit großem Vorteil ein Lavendelbad nehmen.

Das Lehmbad

Lehm, „Loambatzn", „Loamtoagl" sagen die Leute, wenn man Lehm mit Wasser anmacht. Man braucht zwei bis drei Kilo Lehm für ein Bad. Dem Badewasser beigefügt dient es zur richtigen Ableitung und regt den Körper zur größeren Wärmeentwicklung an. Menschen mit Kreislaufstörungen oder beständig kalten Händen und Füßen rate ich von Zeit zu Zeit ein Lehmbad.

Das Meersalzbad

Äußerst wertvoll als Badezusatz ist auch Meersalz. Es hilft bei Stoffwechselschwäche, bei verschiedenen Allergien, bei Hautleiden und bei Rheuma.

Für ein Bad brauchen Sie eine 2- bis 4prozentige Lösung, das sind je nach Wassermenge einige Eßlöffel voll für eine Badewanne.

Das Melissenbad

Bei der Melisse ist's einfacher, die können Sie selber im Garten ziehen. Sie benötigen 100 Gramm frische oder getrocknete Melissenblätter, übergießen sie mit heißem Wasser und lassen 15 Minuten ziehen.
Die Melisse wird bei Nervosität, bei Schlafstörungen und bei nervösen Herzbeschwerden angewendet. Auch Frauen in den Wechseljahren würde ich von Zeit zu Zeit ein Melissenbad empfehlen. Ebenso Mädchen, die in der Entwicklung sind oder Schwierigkeiten damit haben, rate ich ein Melissenbad.

Das Moorerdebad

Eigentlich möchte ich gar nicht „Moorerde“ sagen, sondern nur „Moor“, weil Sie diesen Badezusatz zumeist nur in wäßriger Lösung bekommen,

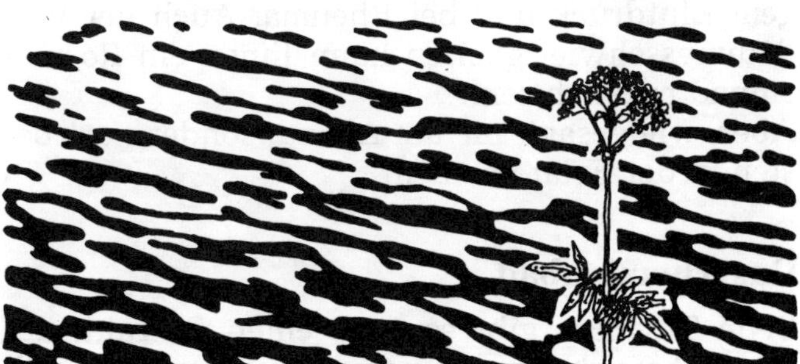

und da genügt ein halber Liter für ein Bad. Aber Sie können auch ein halbes Kilo Moorerde ins Badewasser geben: ein gutes Bad bei Hautleiden, Regelstörungen und Rheuma. Es ist klar, daß Sie bei Regelstörungen in den kritischen Tagen dieses Bad nicht anwenden sollen, sondern davor oder danach.
Ein Moorbad von Zeit zu Zeit ist auch hautstärkend und lindert den Rheumaschmerz.

Und nun noch zu **Rosmarin, Thymian** und **Wacholder.**
Vom Wacholder verwendet man die Beeren, aber auch die Zweigspitzen, vom Thymian das blühende Kraut und vom Rosmarin die Blätter.

Das Rosmarinbad

So wertvoll das Rosmarinbad ist, nehmen Sie es nie am Abend vor dem Schlafengehen. Sie haben sonst Schwierigkeiten mit dem Einschlafen.
50 Gramm Rosmarinblätter durch Aufguß zubereiten, ziehen lassen, abseihen und dem Badewasser beifügen. Hilft bei Herzbeschwerden, niedrigem Blutdruck und bei Rheuma. Auch bei Verdauungsschwierigkeiten kann Ihnen ein Rosmarinbad nützlich sein.
Aber, wie gesagt, nie am Abend, sondern am besten in der Früh nehmen.

Das Thymianbad

Beim Thymian gibt es auch einen Extrakt, der laut Gebrauchsanweisung verwendet werden soll.

Ansonsten nehmen Sie 50 Gramm des blühenden Krautes und bereiten es im Aufguß zu.
Thymian ist das richtige Kraut für die Atemwege. Ein Thymianbad wirkt gut bei Asthma, bei Leiden der Atemwege und bei verschiedenen Krämpfen. Dieses Bad können Sie ruhig am Abend nehmen.

Das Wacholderbad

Vom Wacholder, wie bereits erwähnt, die Zweigspitzen oder Beeren einsetzen. Nehmen Sie Beeren, dann brauchen Sie 100 Gramm, die angestampft und kalt zugestellt werden. Dann aufkochen und zugedeckt 15 Minuten stehen lassen.
Wacholderbeeren helfen bei Hautleiden, Ischias, aber ebenfalls bei Rheuma.
Wenn Sie frische Wacholderzweiglein haben, dann benötigen Sie zirka ein viertel bis ein halbes Kilo. Kalt zustellen, aufkochen und 15 Minuten ziehen lassen, dann abseihen.

Näheres über Badezusätze siehe Buchhinweis, Seite 251.

Hautpflege richtig verstanden

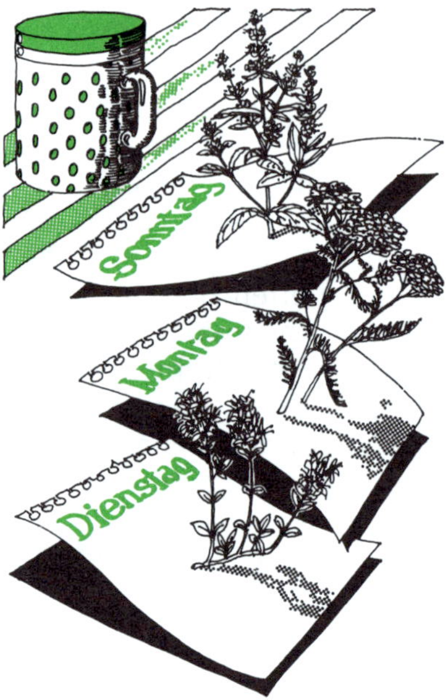

Hauttypen

Heilpflanzen sind die „Heinzelmännchen der Haut“. Das kann man ohne Übertreibung sagen. Sie wirken zweifach: von innen und von außen. Die Hausfrauen sollten daran denken und Heilkräuter auch bei der Speisenzubereitung verwen-

den. Thymian, Majoran, Salbei, Wacholderbeeren, Petersilie, Schnittlauch und Liebstöckelblätter, den Speisen beigegeben, wirken ausgleichend und verstärken die natürliche Abwehrkraft. Planmäßig eingesetzt, verleihen sie auch der Haut ein gesundes Aussehen.
Karotten, Äpfel und Gurken eignen sich für alle Hauttypen, wenn man sie in Breiform abends frisch in die Haut einreibt und eintrocknen läßt. Ihre Wirkung wird noch verstärkt, wenn man etwas Obers dazumischt.
Bei **trockener Haut** sollten Sie kaltgepreßtes Olivenöl, Süßmandelöl und frischen Rahm anwenden. – Bewährt haben sich auch Waschungen mit Erdrauchtee: Vier Eßlöffel blühendes oder getrocknetes Kraut mit einem Liter kochendem Wasser übergießen, 15 Minuten ziehen lassen und abseihen. Mit einem Waschlappen, den man häufig in den Tee eintaucht, nun den ganzen Körper oder bestimmte Körperteile mehrmals hintereinander abwaschen und bei warmer Zimmertemperatur trocknen lassen.
Oder versuchen Sie einmal Einreibungen mit Acker-Stiefmütterchen-Öl: Blühendes Acker-Stiefmütterchen, frisch oder getrocknet, im Verhältnis eins zu vier in kaltgepreßtem Olivenöl 14 Tage lang ansetzen. Dann abseihen, den Rückstand auspressen und das Öl dunkel und kühl lagern. Es ist dies eines der wertvollsten Einreibemittel gegen trockene Haut. Wenden Sie es am Abend an. Am Morgen dann mit lauwarmem Weinessig-Wasser nachwaschen.
Bei **fetter Haut** waschen Sie sich abends mit folgender Mischung:

Weißdornblüten – 3 Teile,
Arnikablüten – 2 Teile,
Johanniskrautblüten – 1 Teil.

Vier Eßlöffel der Mischung mit einem Liter kochendem Wasser überbrühen, 15 Minuten ziehen lassen und abseihen. Morgens den Körper mit vierzigprozentiger Arnikatinktur nachreiben. – Gut bewährt hat sich auch die Waschung mit Zinnkrauttee: Fünf Eßlöffel Zinnkraut werden in einem Liter kaltem Wasser eine Stunde angesetzt, dann kurz aufgekocht und abgeseiht. Mit diesem Tee die betroffenen Hautpartien am Abend waschen und am nächsten Morgen mit Lindenblütentinktur aus der Apotheke einreiben.

Bei **rissiger Haut** haben sich Abreibungen mit Gurkenfruchtfleisch am Abend und eine morgendliche Nachbehandlung mit Kamillentee als hilfreich erwiesen.

Haut und Ernährung

Zur „inneren Hautpflege" gehört auch eine ausgewogene und vernünftige Ernährung. Nur wer sich richtig ernährt, kann sich in seiner eigenen Haut wohl fühlen. Man leistet so der Gesundheit seines Körpers den besten Dienst. Hautpflege und Ernährung können nicht getrennt werden.

Eigentlich ist es eine furchtbare Feststellung, daß mehr als ein Drittel aller Erwachsenen in der westlichen Welt übergewichtig ist, oft auch schon die Kinder. Die Hälfte aller Todesursachen läßt sich auf ernährungsbedingte Krankheiten zurückführen. Daß zugleich anderswo Hundert-

tausende an Unterernährung sterben, ist eine traurige Tatsache.
Eine richtige Ernährung im Sinne einer „Hautdiät“ sollte aus lebensfrischen Naturprodukten bestehen. Unsere Ernährung sollte Ergebnis einer wohlüberlegten Handlung werden. Nicht der Magen, sondern der Kopf muß entscheiden. Gesundheit und Schönheit der Haut sind ein Spiegel unserer Essensdisziplin. Schon Hippokrates meinte, daß unsere Nahrungsmittel Heilmittel sein sollten.
Sinnvoll ist es, planmäßig zu leben, das Verzichten immer wieder zu üben und Ordnung zu halten, wobei ich den gesundheitlichen und moralischen Wert regelmäßigen Fastens nicht hoch genug einschätzen kann.
Eine Vielfalt in der Ernährung ist, auf die Dauer gesehen, für Gesundheit und Schönheit am zuträglichsten. Wobei Fleisch, Fisch, Eier, Milch, Wurzeln, Blätter, Früchte, Gemüse und Körner regelmäßig bewußt miteinbezogen werden sollten. Nehmen Sie auch auf Saisonprodukte Rücksicht. Alles, was gerade reift, sollten Sie besonders bevorzugen.
So ein praktisches „Schub-Zeit-Essen“ liebe ich ganz besonders. Es hat sich auch als sehr gesund erwiesen. In der Praxis heißt das: Was gerade geerntet werden kann, kommt einige Zeit hindurch oft und reichlich auf den Tisch, das kann zum Beispiel der Häuptelsalat sein. Das sind auch die verschiedensten Beerenfrüchte – wie Erdbeeren, Himbeeren, Stachelbeeren, Rote und Schwarze Johannisbeeren – oder Obstarten – wie Kirschen, Weichseln, Schattenmorellen und

später dann Pfirsiche, Zwetschken, Pflaumen, Mirabellen, Äpfel und Birnen.
Dieses Saison-Obst und -Gemüse ist im Freien an der Sonne ausgereift und billig. Frische Gurken kann man nie genug essen. Wassermelonen spülen den Körper durch und liefern wertvolle Mineralstoffe. Rohe Paradeiser (nichts für Nierenkranke!) – ohne jede Zutat eine halbe Stunde vor der Mahlzeit gegessen oder als Saft morgens getrunken – halten die Haut jung und frisch. Traubenkuren im Herbst bereichern den Körper und bringen ihn gesund in den Winter. Hagebuttenfrüchte, nach dem ersten Frost im Spätherbst gesammelt, machen Körper und Haut widerstandsfähig und schützen vor Erkältungskrankheiten.
Dieses „Schub-Zeit-Essen" ziehe ich allem anderen vor. Da stelle ich gerne anderes zurück, besonders Fleisch und Fett. Denn dadurch wird die Verdauung geregelt, und das wirkt sich auch auf die Haut äußerst vorteilhaft aus.
Man sollte überhaupt tierische Fette einschränken und Pflanzenfette bevorzugen, hier vor allem die kaltgepreßten oder -geschlagenen.
Auf unserem täglichen Speisezettel darf Milch in den verschiedensten Formen nicht fehlen. Ganz wertvoll finde ich die Buttermilch, besonders am Abend. Auch saure Milch, Joghurt und Vollmilch sind zu empfehlen. Milchprodukte wirken sich auf die Gesichtsfarbe vorteilhaft aus.
Zum Frühstück sollte es nicht immer nur Bohnenkaffee geben. Kräutertees kann man in einem Wochenzyklus trinken, was einerseits Abwechslung bringt und andererseits gesundheitsfördernd ist. Hier ein Vorschlag für einen Wochenplan:

Sonntag:

Pfefferminze –
ist wohlschmeckend und verleiht Schwung.

Montag:

Schafgarbe –
fördert die Verdauung und erhöht die Spannkraft der Haut.

Dienstag:

Thymian –
vermehrt die Energie und heilt Hautkrankheiten.

Mittwoch:

Melisse –
stärkt Hirn und Herz und beseitigt nervöse Störungen.

Donnerstag:

Käsepappel –
verhindert ein Austrocknen der Haut.

Freitag:

Lavendelblüten –
bringen Schwung ins „Getriebe" und stärken.

Samstag:

Heidekraut-Blütentriebe –
entgiften den gesamten Organismus.

Eingeschaltete Fasttage entschlacken den Körper und beflügeln den Geist. Ich selbst liebe es, von

Zeit zu Zeit einen Wermut- oder einen Tausendguldenkrauttag einzuschalten. Besonders günstig ist dazu die Herbst- oder Winterzeit, in der man nicht viel schwitzt.

In einem halben Liter kaltem Wasser wird entweder ein Teelöffel Wermutkraut über Nacht angesetzt, morgens kurz aufgekocht, abgeseiht und tagsüber schluckweise getrunken oder ein halber Teelöffel Tausendguldenkraut über Nacht angesetzt, morgens abgeseiht und tagsüber zimmerwarm schluckweise eingenommen.

Versuchen Sie auch einmal, einen Tag lang nur Obstsäfte zu trinken, ohne zu essen. Das entgiftet den Körper und führt ihm reichlich Mineralsalze zu. Im Winter ist ein Apfel-Tag in der Woche besonders zu empfehlen.

Körperpflege

Im Leben kann man nicht allen unangenehmen Gerüchen ausweichen. Die Umgebung gibt sie ab, wir nehmen sie auf, unser eigener Körper produziert sie durch Ausdünstung, Schweißabsonderung und Talgabgabe. Die Arbeit, ohne die es nicht geht, besonders die Hausarbeit, trägt das Ihre dazu bei. Reinlichkeit ist da wohl erstes Gebot und Wasser unser bester Helfer.

Naturseifen sind säurearm und basenreich. Benützen Sie milde Seifen.

Die Natur erzeugt in ihrer „Fabrik“ eine Unmenge an ätherischen Ölen. Diese verleihen den Pflanzen ihren charakteristischen Geruch. Rosen, Lavendel, Thymian, Jasmin, Mandeln, Nüsse,

Pfefferminze und Zitrone sind gute „Geruchsschlucker“, ganz besonders aber die Kamille. Kamillentee wird im Aufguß zubereitet. Fünf Eßlöffel für einen Liter kochendes Wasser verwenden, 15 Minuten ziehen lassen und dem Badewasser beifügen. Damit gut waschen, das nimmt jeden üblen Geruch. Danach mit einigen Tropfen Kölnischwasser einreiben.

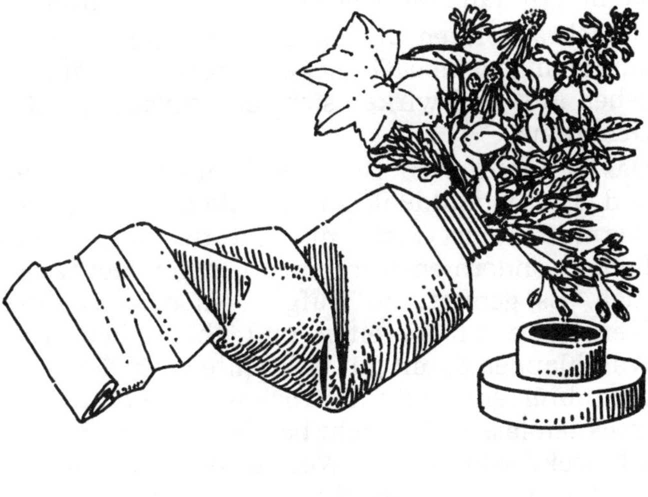

Veilchenblüten nicht vergessen! Man nimmt frische oder getrocknete Blüten. Wichtig ist es, daß man das Wohlriechende Veilchen gebraucht. Einen Eßlöffel Blüten in einem Viertelliter kochendem Wasser 15 Minuten ziehen lassen, abseihen, auskühlen lassen und zwei Eßlöffel hochprozentigen Alkohol dazugeben.
Den Körper damit einreiben, das beseitigt schlechte Gerüche. Man kann diesen Tee als Vor-

rat für 1 bis 2 Tage auch in größerer Menge zubereiten, sollte ihn aber kühl und dunkel lagern.

Dahlienblüten sind ebenfalls gute „Geruchsschlucker". Hier kommen vor allem die einfachblühenden Dahlien oder Georginen in Frage. Eine Handvoll Blüten, frisch oder getrocknet, wird in ein Säckchen gegeben und in das Badewasser gelegt. Auch in Alkohol kann man sie ansetzen, sie liefern dann ein wertvolles Einreibemittel.

Heidekrautblüten als Badezusatz nehmen nicht nur unangenehme Gerüche, sondern beruhigen, geben Mut und wirken sich sehr günstig auf das Gemüt aus.

Das Bitterste vom Bitteren, wenn man Enzian und Tausendguldenkraut ausklammert, ist der Wermut. Er ist nicht nur gut für Magen und Leber, sondern entfernt auch lästigen Körpergeruch. Es genügt, im Aufguß einen Viertelliter Wermuttee zuzubereiten und abzuseihen. Den Waschlappen damit gut befeuchten und den Körper abreiben; nicht abtrocknen, sondern eintrocknen lassen. Vorsicht bei den Lippen, der Tee schmeckt sehr bitter! Wermuttee wirkt auf die Haut zusammenziehend und pflegend.

Alle erwähnten Kräuter können auch im Mischverhältnis eins zu vier in kaltgepreßtem Olivenöl 14 Tage lang angesetzt und bei üblem Körpergeruch herangezogen werden.

Handpflege

Wenn der Küchengeruch an den Händen haftet, und nicht weg will: Ein bis zwei gekochte, stärkehaltige Erdäpfel mit beiden Händen in ziemlich heißem Zustand zerdrücken, einen Eßlöffel grobe Weizenkleie dazugeben, gut abmischen und die Hände damit „einseifen". Kurze Zeit einwirken lassen. Das einige Male wiederholen, dann lauwarm mit reinem Wasser reinigen. Abtrocknen, mit Obstessig einreiben und lufttrocknen lassen. Statt Essig kann auch Kamillentee genommen werden.

Kaffeesatz ist ebenfalls ein guter „Geruchsschlucker" bei „riechenden" Händen. Vor allem dann, wenn man den Knoblauchgeruch loswerden will.

Den Zwiebelgeruch „frißt" vor allem frische Petersilie. Zu diesem Zweck brauchen Sie nur einige Blätter mit den Fingern zu zerdrücken und die Hände einzureiben. Den Petersiliengeruch wieder, falls er Sie stört, er ist übrigens erfrischend, bringen Sie mit Kamillentee oder mit einem Rosmarinzweiglein weg, indem Sie dieses zerdrücken und in beide Hände einmassieren.

Ätherisches Lavendelöl aus der Apotheke hält nicht nur Fliegen, Gelsen und Zecken fern, sondern nimmt auch den „Berufsgeruch" der Köchinnen-Hände.

Eine Zitronenscheibe macht die Haut sauber und entfernt anhaftende Gerüche, wenn man damit die Hände abreibt. – Die Haut wird allerdings spröde und rauh.

Es gibt noch eine ganze Menge guter Hausmittel, um seinen Händen wieder ein gepflegtes Aussehen zu verleihen. Zum Beispiel:

Einen Eßlöffel Olivenöl mit einem Teelöffel Zitronensaft abschlagen und damit die gereinigten

Hände massieren. Einige Zeit einziehen lassen und mit einem Schafwolltuch gut abreiben, bis die Hände richtig warm werden.
Arnikatinktur hat sich zum Pflegen der Hände nach der Küchenarbeit als vorteilhaft erwiesen. Nachdem die Tinktur gut eingezogen ist, schabt man ein Apfelviertel und ein Stück Zitronenschale, gibt etwas Rahm dazu und mischt gut ab. Man reibt die Hände damit ein, so werden sie schön geschmeidig. Diese Behandlung gilt auch für abgearbeitete Hände, ebenso für spröde und rissige Haut.
Gut ist es auch, ein- bis zweimal pro Woche die Hände mit Arnikatinktur einzureiben und anschließend mit Ringelblumensalbe gut zu massieren. Dies sollte man am besten am Abend machen. Tags darauf, nach dem Aufstehen und Waschen, mit einer Essig-Wasser-Lösung abwaschen und diese eintrocknen lassen.
Kampferspiritus erfrischt die Haut, zieht die Poren zusammen, mildert Hautjucken, entspannt und entkrampft nach anstrengender Hausarbeit die Muskeln.
Ätherisches Pfefferminzöl aus der Apotheke lindert die Schmerzen abgearbeiteter Hände. Es tilgt unangenehme Gerüche und macht die Haut weich. Das gleiche erreicht man auch, wenn man einige frische Pfefferminzblätter mit den Fingern zerdrückt und dann die Hände damit massiert. Nach einiger Zeit mit einem Baumwollfrottiertuch nachreiben.
Übriggebliebene, ausgepreßte Zitronen eignen sich ausgezeichnet zum Reinigen der Hände, besonders dann, wenn man abfärbendes Obst, wie

Kirschen, Weichseln, Heidelbeeren, Schwarze Holunderbeeren und Schwarze Johannisbeeren verarbeitet hat. Man stülpt die leere halbe Zitronenschale einfach um und schrubbt damit die Haut gut ab, vor allem jene Stellen, wo Obstflekken sichtbar sind. Eintrocknen lassen und dann mit einem Baumwolltuch nachfrottieren.
Vom Reinigen der Hände mit Benzin ist abzuraten. Abgesehen von den Dämpfen, die man dabei einatmet, wird dadurch die Haut spröde.
Das Schweinefett hat sich als wertvoller Helfer bei arg verschmutzten Händen erwiesen. Die Anwendung ist einfach: Die trockenen Hände werden reichlich mit Schweinefett eingerieben, und zwar so lange, bis sich der Schmutz löst und sich das Fett verfärbt. Dann in ziemlich heißem, reinem Wasser gut nachwaschen. Das Wasser wechseln und mit Naturseife oder Holzasche nochmals abwaschen. Anschließend kalt abspülen.

Näheres über Hautpflege siehe Buchhinweis, Seite 251.

Heilkräuter vor und nach der Geburt

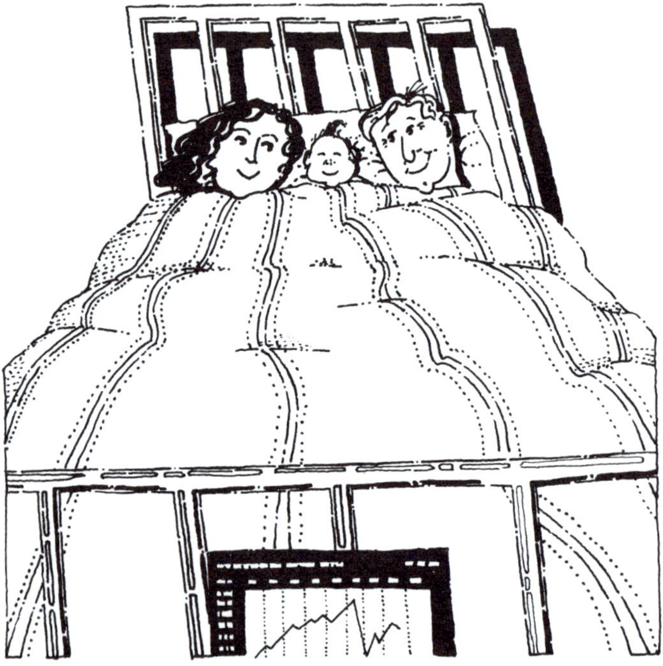

Vor der Geburt

So eigenartig es klingen mag: Die Babypflege beginnt bereits vor der Geburt des Kindes.

Wissenschaftler haben festgestellt, daß 72 Prozent aller werdenden Mütter unter Eisenmangel leiden. Daß die Mutter und das kommende Kind Kalk brauchen, leuchtet vielen ein. Aber der Eisenmangel ist nicht allen klar. Frauen tun sich und dem Kind etwas Gutes, wenn sie während der Schwangerschaft Nahrungsmittel zu sich nehmen, in denen viel Eisen enthalten ist.

„Ich möchte aber ganz klar sagen, daß die Sorge um die Pflege der schwangeren Frau dem Arzt vorbehalten ist. Das schließt aber nicht aus, daß man vor allem durch eine vernünftige Lebensweise und Ernährung mithelfen kann. So sollte man wissen, daß Eisen vor allem in Heidelbeeren vorkommt. Außerdem in Preiselbeeren, Himbeeren, in Roten, besonders aber in den Schwarzen Johannisbeeren, aber auch in roten Rüben, Bohnen und allem grünen Blattgemüse. Der echte Bienenhonig ist ein wertvoller Eisenlieferant."

Eisen findet sich ebenso in der Kleie, im ungeschälten Reis, in Radieschen, im Vollkornbrot, im Buchweizen und in der Nährhefe vor.

„Vorsichtshalber muß ich zur Nährhefe sagen, daß man sie über das Essen drüberstreuen und mit dem Essen vermischt einnehmen sollte. Ein Teelöfferl voll allein einzunehmen, ist nur dann ratsam, wenn man danach etwas ißt oder trinkt."

Eisen findet sich reichlich auch im Roggen, im Weizen, in den Weizenkeimen, in Rosenkohl und Nüssen, in Gerstengraupen, Haferflocken und Erbsen.

„Ferner kommt Eisen noch vor im Spinat, im Lauchgemüse, in der Brennessel, im Löwenzahn, im Sauerampfer, in den Walderdbeer-Blättern, in den Weinreben- und Brombeerblättern. Aber auch Spitzwegerich und Melisse enthalten Eisen." Schwangeren Frauen sind Orangen sehr zu empfehlen. Sie sollten sie häufig essen. Dadurch werden alle eisenhaltigen Lebensmittel viel besser ausgewertet.

Nach der Geburt

Ist das Baby dann da, tauchen verschiedene Probleme auf. So gibt es häufig Schwierigkeiten mit der zarten Babyhaut. An erster Stelle in der Babypflege steht da ein Absud aus Kamillenblüten. Das Kind kann aber auch wund werden. In diesem Falle – so der Kräuterpfarrer – ist Bärlappsporenpulver sehr wertvoll.
„Weizenkleie, mit Wasser übergossen, ist sehr mild. Wenn man damit die gerötete, entzündete Haut abwäscht, schmerzt sie weniger. – Aber auch Eichenrinde, kalt angesetzt, gut aufgekocht und abgeseiht, ist ein wertvolles Hautpflegemittel. Es macht die Haut vor allem ‚fester' und ‚härter'."
Häufig kommt es am Kopf zur Schuppenbildung. Diese Hauterscheinung nennt man „Gneis". Dabei verfärbt sich die Kopfhaut gelblichgrau, und das Kind leidet unter Juckreiz. In seltenen Fällen kommt es auch zu eitrigen Entzündungen, dies gehört unter die Aufsicht des Arztes.
In den leichteren Fällen aber kann man die Kopfhaut des Kindes dick mit Olivenöl einreiben, es über Nacht einwirken lassen und am nächsten Tag versuchen, die Schüppchen mit einem stumpfen Kamm vorsichtig zu lösen.

„Mit Kamillentee nachwaschen. So werden Entzündungen hintangehalten und die Haut wird gestärkt."
Zur Vorbeugung von Rachitis sollten Sie – neben den Verordnungen des Arztes – darauf achten, daß Ihr Kind genügend lang an die frische Luft, ans Licht und an die Sonne kommt. Niemals natürlich darf man einen Säugling der direkten Sonnenbestrahlung aussetzen.
„Fängt das Kind zu laufen an, dann sollte man es zu Hause und unter freiem Himmel nackt herumlaufen lassen, bei schönem Wetter selbstverständlich, das tut dem Kind sehr gut."
Die Erfahrung hat gezeigt, daß sieben Kräuter für die Kinder in den ersten sieben Lebensjahren besonders wertvoll sind:
„Kümmeltee, Fencheltee und Anistee beheben Darmbescherden und nehmen dem Kind auch eine gewisse Angst. Sie verhelfen zu einer guten Verdauung und machen das Kind fröhlicher."
Man kann diese Tees auch unter die Nahrung, zum Beispiel die Milch, mischen.
Ganz wertvoll für unsere Jüngsten ist auch die Karotte. Sollte sich dabei die Haut des Babys gelblich verfärben, ist das bedeutungslos. Einige Tropfen Pflanzenöl, den Karotten beigefügt, verbessern die Aufnahme der wertvollen Stoffe im Darm. „Karotten haben den großen Vorteil, daß sie nicht nur starke Vitaminträger sind, sondern vor allem das Augenlicht stärken und Würmer abtreiben."
Die Kamille ist nicht nur ein gutes Mittel bei der Hautpflege des Kindes, der Kamille werden ausgleichende Eigenschaften nachgesagt. „Sie hilft

vor allem bei Entzündungen und bei alldem, was sozusagen akut werden kann. Sie fördert auch das Wohlbefinden des Kindes."

Kleinkindern öfters verabreichen sollte man Hagebuttentee, den man aber immer filtriert. Dies der feinen Fäden wegen, die den Früchten anhängen und reizfördernd sind. „Hagebuttentee ist wertvoll zur Stärkung der Nieren und zur Reinigung des Körpers."

„Wacholderbeeren – vorsichtig – gelegentlich auch als Tee gegeben, stärken die Widerstandskraft des Kindes und sind vor allem im Alter von vier bis sechs Jahren häufiger anzuwenden."

Wacholderbeeren kann man zerdrückt gelegentlich auch Marmeladen, Kompotten und Speisen beifügen, aber nur in geringer Menge.

Das Stillen

Es hat sich zum Glück wieder herumgesprochen, wie wichtig für die Entwicklung des kleinen Menschen das Stillen ist. Es gibt keine bessere Babynahrung als die Muttermilch. Alles, was das Kind braucht, bekommt es durch die Muttermilch – zur rechten Zeit und im rechten Ausmaß.

„Und daß die Natur es so gut eingerichtet hat, daß die Mutter stets Reserve mit sich trägt und dem Kind geben kann, ist etwas Großartiges und soll nicht übersehen werden. Denn diese Funktion, welche die Mutter hat, das Leben zu fördern, zuerst das Leben zu tragen und es dann so weit zu bringen, daß es selbständig werden kann, ist doch eine Aufgabe, die jede Mutter ehrt."

Bewährte Rezepte

Milchschorf des Kindes

Da hat sich folgende Teemischung bestens bewährt:

„Nußblätter	– 1 Teil,
Acker-Stiefmütterchen	– 2 Teile,
Zinnkraut	– 2 Teile,
Klettenwurzel	– 1 Teil,
Kamillenblüten	– 3 Teile."

Einen schwachen Teelöffel der Kräutermischung setzt man in einem Achtelliter kaltem Wasser eine Viertelstunde lang an, kocht dann kurz auf, läßt 10 Minuten ziehen, seiht ab und süßt mit Bienenhonig. Davon gibt man täglich zweimal dem Baby in der Flasche zu trinken. Dies solange, bis der Milchschorf verschwunden ist. Vergessen Sie aber nicht, mit Honig zu süßen.

Noch einfacher geht's auf folgende Weise:
„Zwei Teelöffel der Mischung für einen Viertelliter Wasser verwenden, und die stillende Mutter trinkt den Tee so lange, bis die Krankheit am Kinde ausgeheilt ist." – Bei hartnäckigem Milchschorf hat sich auch ein Absud von Acker-Stiefmütterchen als Umschlag bewährt.

„Ein Eßlöffel der Droge wird mit einem Achtelliter Wasser kalt zugestellt, kurz aufgekocht und abgeseiht. Ein Watte-Gaze-Pölsterchen in diesen Absud eintauchen, leicht ausdrücken, auflegen und befestigen. Alle 4 Stunden ist dies zu erneuern. Anstatt der Stiefmütterchen können auch Birkenblätter verwendet werden. Die Zubereitung und Anwendung ist die gleiche."

Und noch ein altes Hausmittel könnte bei Milchschorf versucht werden:

„Ein Teelöffel gepulvertes Stiefmütterchen wird mit einem Teelöffel Honig, einem halben Dotter und etwas Eiklar gut verrührt und auf die befallenen Stellen vorsichtig aufgetragen. Mit einem Leinenfleckchen abdecken und einbinden. Diese Auflage kann 8 Stunden bleiben. Sollte das Kind Schmerzen empfinden oder sollten Bläschen auftreten, muß diese Behandlung abgebrochen werden. Danach mit warmem Kamillentee die Stelle gut abwaschen."

Zahnen der Kleinkinder

Viele Probleme bringt oft das Zahnen der Kinder. Als gutes Hausmittel hat sich das Dach- oder Hauswurzöl erwiesen. Es ist übrigens leicht herzustellen:

„25 Gramm frische Dach- oder Hauswurzblätter werden in 100 Gramm kaltgepreßtem Olivenöl angesetzt, dann 14 Tage lang im warmen Raum ins Fenster stellen, abseihen und den Rest gut auspressen. Kühl und dunkel lagern."

Mit diesem Öl reibt man zweimal täglich das Zahnfleisch ein, besonders an der Stelle, wo der Zahn kommen wird. Zusätzlich kann man das Öl auch äußerlich verwenden. Nach einigen Stunden werden die so behandelten Stellen mit Kamillentee nachgewaschen. Der empfohlene Tee und die Hauswurzöl-Einreibung können auch schon einige Wochen vor dem Zahnen vorbeugend angewandt werden.

„Weiters kann ich aus meiner Erfahrung hinzufügen: Schmerzlindernd beim Zahnen des Kleinkindes kann auch ein Rauten-Feigen-Tee sein. Ein Teelöffel zerkleinertes Rautenkraut und drei kleingeschnittene Feigen in einem Viertelliter Wasser kurz aufkochen, abseihen und den Rückstand auspressen. Mit dieser Abkochung reibt man mehrere Male pro Tag die Kiefer des Kindes außen und innen ein."

Normalerweise gibt es bei dieser Teemischung keine Nebenwirkungen. Sollte sich aber ein Brechreiz bemerkbar machen, darf diese Mischung nicht weiter verwendet werden. Eventuell kann man auch Kamillentee versuchen.

Bettnässen

Beim Bettnässen könnte man eine Kräuterteemischung in folgender Zusammensetzung versuchen:

„Eichenrinde	– 1 Teil,
Johanniskraut	– 3 Teile,
Odermennig	– 1 Teil,
Schafgarbe	– 1 Teil,
Zinnkraut	– 2 Teile,
Blutwurz	– 2 Teile."

Zwei Teelöffel der Mischung werden in einem Viertelliter kaltem Wasser eine Stunde lang angesetzt. Dann erwärmt man 30 Minuten lang auf kleinster Flamme und läßt einmal kurz aufkochen, danach abseihen. Die erste Tasse verabreicht man schluckweise am Morgen nach dem Aufstehen, die zweite am späten Nachmittag.

„Kleineren Kindern bereitet man die Hälfte des Tees mit einem Teelöffel der Mischung und einem Achtelliter Wasser zu."

Ursache des Bettnässens kann eine Blasenschwäche oder eine Erkältung sein. In neunzig Prozent der Fälle ist aber eine seelische innere Störung die Ursache. Diese zu ergründen, wäre erste und wichtigste Aufgabe der Eltern.

Neben dem empfohlenen Tee könnte man noch folgendes versuchen:

„Am Abend ein warmes Sitzbad in Eichenrinden-Absud. Drei Eßlöffel fein zerkleinerte Eichenrinde 12 Stunden lang in einem Liter kaltem Wasser ansetzen, dann aufkochen, abseihen und dem Badewasser beifügen. Zwei Stunden vor dem Schlafengehen eine kräftige, aber trockene Mahlzeit geben. Zum Schlafengehen eine kalte Auflage mit Essigwasser, vom Darmausgang bis über die Blasengegend reichend."

Auf keinen Fall dürfen die Kinder wegen des Bettnässens bestraft werden!

„Die Liegestelle soll hart sein, und die Abdekkung des Kindes nicht zu warm. Die Schlafstelle von einem Wünschelrutengeher auf vorhandene Störzonen überprüfen lassen. Diese könnten ebenfalls Ursache des Bettnässens sein."

Bauchgrimmen

Oft leiden unsere Kleinen an Bauchgrimmen. Versuchen Sie doch einmal folgende gut schmekkende Teemischung:

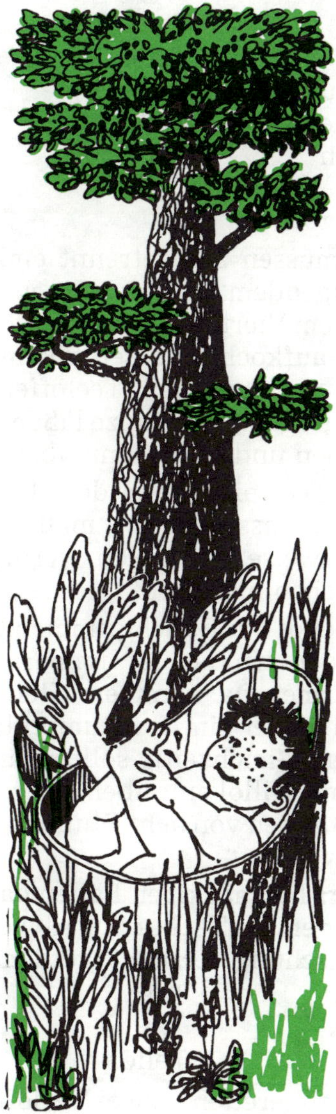

„Anissamen – 3 Teile,
Leinsamen – 3 Teile,
Johanniskraut – 4 Teile,
Kümmelsamen – 2 Teile,
Lindenblüten – 3 Teile,
Schafgarbe – 1 Teil,
enthülste Gerste."

Die Gerste müssen Sie getrennt einkaufen, und zwar aus folgendem Grund: „Einen Eßlöffel der Gerste in einem Viertelliter kaltem Wasser zustellen und gut aufkochen lassen. Dann vom Feuer wegnehmen und eineinhalb Teelöffel der übrigen Mischung beifügen. Das Ganze läßt man 15 Minuten lang ziehen und seiht dann ab."

Von diesem Tee reicht man dem Kind früh und abends je eine Tasse. Sie soll mäßig warm, langsam, schluckweise getrunken werden, und dies mehrere Wochen hindurch.

„Oberstes Gebot bei Bauchgrimmen oder Bauchschmerzen der Kinder ist immer: Der Bauch braucht Wärme. Da kann ein Heizkissen, eine Wärmeflasche oder ein Dunstumschlag erste Abhilfe schaffen. Gleichzeitig sollte man den Bauch des Kindes mit Dillöl einreiben. Diese Einreibung kann in Abständen von acht Stunden nach Bedarf wiederholt werden."

Bei besonders hartnäckigen Fällen kann nach Beendigung der ersten Teekur zur Abwechslung folgende Teemischung versucht werden:

„Raute – 1 Teil,
getrocknetes
Dillkraut – 2 Teile.

„Im Aufguß zubereiten – zwei Teelöffel für einen

Viertelliter Wasser, 15 Minuten lang ziehen lassen, abseihen und täglich zwei Tassen trinken."

Beste Erfahrungen wurden auch schon mit folgendem alten Hausmittel gemacht:

„Kamillenblüten – im Verhältnis eins zu vier – in kaltgepreßtem Olivenöl ansetzen, 14 Tage lang im Fenster eines warmen Raumes stehen lassen, abseihen und den Rückstand gut auspressen. Kühl und dunkel lagern. Mit diesem Öl den Bauch des Kindes mehrere Male pro Tag einreiben."

Nebenwirkungen sind bei dieser Behandlungsweise nicht zu befürchten. Trotzdem sollten Sie vorsichtig sein, denn immer besteht natürlich die Gefahr einer ernsteren Erkrankung, zum Beispiel einer Blinddarmentzündung.

„Deswegen unbedingt den Arzt fragen und ja nicht selber herumpfuschen, denn die Schmerzen müssen nicht unbedingt dort sein, wo sich der Blinddarm befindet."

Schlaflosigkeit der Kinder

Es ist für Eltern nicht immer leicht, die Kinder rechtzeitig ins Bett zu bringen. Meist geht das nicht ohne großes Gezeter.

„Bei Kleinkindern habe ich mancher Mutter geraten, sie möge einige rohe Erdäpfel reiben, diesen Erdäpfelbrei in das Badewasser geben und das Kind dann darin baden. Das hat sich in allen Fällen, wo es ausprobiert wurde, als sehr günstig erwiesen."

Aber auch folgende Teemischung hat sich viele Male bewährt:

„Baldrian – 3 Teile,
Hopfen – 5 Teile,
Johanniskraut – 4 Teile,
Passionsblume – 3 Teile,
Lavendelblüten – 2 Teile."

Einen Teelöffel dieser Mischung nehme man für einen Achtelliter kochendes Wasser, übergieße damit, läßt 10 Minuten ziehen und seiht ab. Abends vor dem Schlafengehen verabreicht man langsam, schluckweise einen Achtelliter. Dies aber nur drei Wochen lang. Dann muß mindestens eine Woche ausgesetzt werden. Dieser Tee entkrampft und fördert die Schlafbereitschaft.

Kinder sollten möglichst oft an die frische Luft kommen. Das und ausreichende Bewegung bringen einen guten Schlaf. Bieten Sie den Kindern abends keine aufregenden Fernsehsendungen!

Auch sollte kein zu schweres Abendessen gereicht werden. Milchspeisen mit Honig fördern den Schlaf. Gewöhnen Sie die Kinder daran, vor dem Schlafengehen die Blase zu entleeren.

„Das Begleiten der Mutter ins Schlafzimmer, sich einige Minuten Zeit nehmen, am Bettrand sitzen bleiben, die Hand des Kindes halten, dem Kind ein Kreuzerl auf die Stirn zeichnen, dem Kind so den Segen vermitteln, schenkt ein Gefühl großer Geborgenheit. Und gerade das ist sehr notwendig, damit sich das Kind ‚daheim' fühlt. Das Kind daran gewöhnen, daß es ein Abendgebet verrichtet, auch das ist etwas Wertvolles."

Versuchen könnte man noch folgendes abendliche Fußbad:

„Zwei Eßlöffel Obstessig für zwei Liter warmes Wasser. Anschließend die Füße abtrocknen und

mit Johanniskrautöl einreiben. Das vermindert die Schlafstörungen der Kinder."
Unvernünftig ist es, Kindern Schlafmittel zu reichen, wie es leider immer wieder geschieht. Das bringt höchstens eine momentane Lösung.
„Die richtige Verbindung mit dem Kind, die notwendige Bewegung während des Tages, eine sinnvolle Gestaltung des Tagesablaufes sind die beste Garantie für einen gesunden Schlaf. Und den braucht das Kind."

Durststiller für Kinder

Kinder, die sich viel bewegen, haben selbstverständlich Durst. Aber auch das Trinken sollte von den Eltern überwacht werden.
„Ich könnte einen durststillenden Tee für Kinder empfehlen und zwar:
Lavendelblüten – 2 Teile,
Kamillenblüten – 3 Teile,
Melisse – 4 Teile,
Erdbeerblätter – 1 Teil."
Zwei Teelöffel werden mit einem Viertelliter kochendem Wasser abgebrüht, dann läßt man 15 Minuten ziehen und seiht ab. Diesen bekömmlichen Tee trinkt man anstelle anderer „Durstlöscher". Man kann davon auch größere Mengen zubereiten und in eine Thermosflasche abfüllen.
„Nach einem Monat jedoch sollte man wechseln und einen anderen Tee nehmen. Zum Beispiel: Spitzwegerichblätter, Wohlriechendes Veilchen, Schlüsselblumenblätter und Pfefferminzblätter – alles zu gleichen Teilen mischen. Zwei Teelöffel für einen Viertelliter Wasser heiß abbrühen, 15

Minuten ziehen lassen, abseihen und nach Bedarf trinken."

Auch ein Honig-Essig-Wasser ist, besonders in der heißen Jahreszeit, ein empfehlenswertes Getränk für Kinder:

„Man kann frisches Quellwasser oder Mineralwasser dazu verwenden. Für einen halben Liter braucht man einen Eßlöffel echten Bienenhonig und einen Spritzer Obstessig. Gut abrühren und nach Bedarf trinken."

Das ist nicht nur eine durstlöschende Mischung. Sie wirkt auch beruhigend und nervenstärkend.

Mäßig verdünnte Fruchtsäfte sollten ebenfalls gereicht werden. Besonders zu empfehlen ist Brombeersaft. Er wirkt beruhigend und bringt – am Abend getrunken – einen ruhigen Schlaf.

Ein wohlschmeckender Tee kann aus einheimischen Kräutern zubereitet werden. Die dazu benötigten Zutaten könnten Sie mit den Kindern suchen. Das macht Spaß und hilft Haushaltsgeld sparen.

„Himbeerblätter	– 5 Teile,
Brombeerblätter	– 3 Teile,
Walderdbeerblätter	– 2 Teile,
Wacholderbeeren	– 2 Teile,
Waldmeisterkraut	– 1 Teil."

Nach dem Sammeln läßt man die Blätter an einem schattigen Ort gut trocknen. Dann schneidet man sie fein. Die Beeren zerquetscht man. Für einen Liter kochendes Wasser nimmt man zwei Eßlöffel der Mischung, gießt auf und läßt 10 Minuten zugedeckt ziehen. Um den Durst zu stillen,

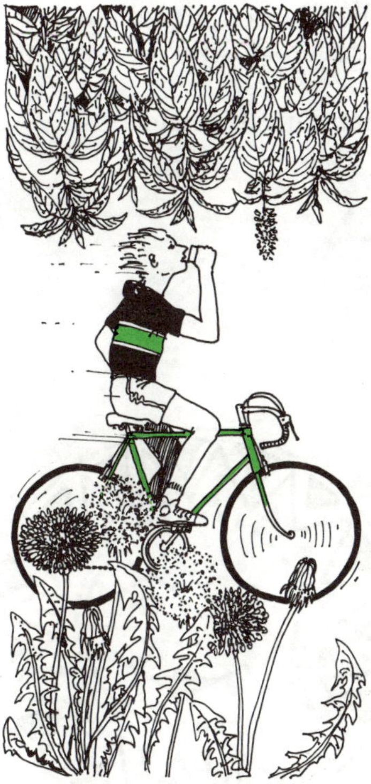

darf man nicht süßen! Man trinkt davon nach Bedarf während des Tages.

Sehr gerne von Kindern getrunken wird auch Fenchelwasser mit Zitronensaft. Es ist ganz leicht zuzubereiten.

„Einen Teelöffel Fenchelsamen in einem Mörser leicht zerstoßen oder auf einer harten Unterlage mit einer Bierflasche darüberwalzen. Dann mit einem Viertelliter heißem Wasser übergießen, 15

Minuten ziehen lassen, abseihen und je nach Geschmack Zitronensaft hinzufügen. Mit wenig Honig süßen."
Das löscht den Durst, fördert die Verdauung und bringt Appetit.

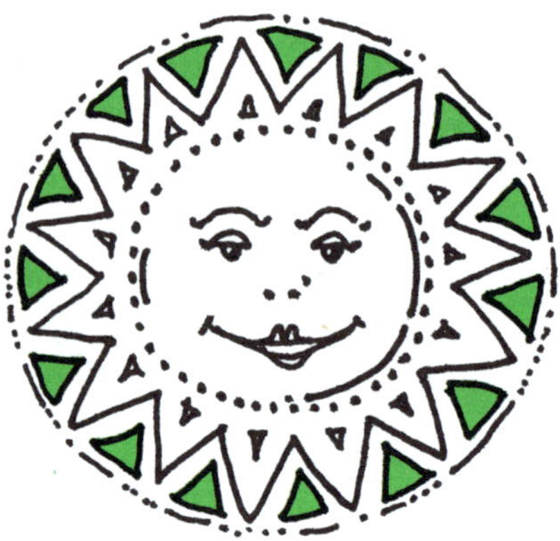

Alt werden – praktische Tips von einem, der 25 000 Tage auf der Welt ist

Alt werden ist nicht die Endstation, sondern eigentlich die Krönung des Lebens, meint einer, der es wissen sollte, der Waldviertler Kräuterpfarrer Hermann-Josef Weidinger. Er – ein im Jahr 1918 Geborener – zählt zu den Junggebliebenen in unserem Lande. Voll sprühender Ideen, voll Tatendrang, immer darauf aus, Neues kennenzulernen.
Und auch richtig alt werden will gelernt sein:
„Dazu gehört erstens einmal am Abend ein richtiges Ausspannen, ein Mich-Freuen auf den Feierabend. Dazu gehört aber auch die nötige Bewegung. Und wenn ich es früher nicht zustande gebracht habe, so geh' ich doch jetzt kurz vor dem Schlafen noch einmal raus und mach' einen Spaziergang um meinen Pfarrhof oder hinunter ins Dorf."
Wissen muß man ebenso, daß junge Menschen ganz leicht bis sieben, ja sogar bis acht Stunden ohne Unterbrechung durchschlafen können.
„Der alte Mensch kann sich nicht nach dieser Dauer richten. Er hat auch dann einen guten Schlaf, wenn er zwei, drei, höchstens vier Stunden durchschläft. Dann wird er wach. Warum?

Weil der alte Mensch sich gerade nachtsüber entgiftet. Durch den Stoffwechsel wird der Körper gereinigt, und so geht während des Schlafens mehr Flüssigkeit weg als untertags."
Also nicht ärgern, sondern aufstehen und vor allem keine Angst haben, daß man nicht mehr einschlafen kann. Auch da gilt es, ein bisserl Phantasie zu entwickeln.
„Ich stell' mir halt meine Schreibmaschine hin oder nehm' den Rosenkranz, mein Brevier und bete dann etwas. Oder ich leg' mir ein Kreuzworträtsel hin oder auch ein paar Bücher, die ich gern lesen möchte. Einer Dame würde ich raten, sich eventuell eine kleine Handarbeit zu richten."
Meistens kommt der Schlaf dann ganz leicht wieder. Man darf ihn nur nicht mit dieser „Nachtarbeit" vertreiben.
Noch etwas sollte man im Zusammenhang mit gutem Schlaf beachten:
„Ich soll die Hände nicht unter den Kopf geben, wenn ich schlafe. Wenigstens nicht bewußt. Arme und Beine sollten sich nach Möglichkeit berühren. Die Füße ein kleinwenig einziehen. Im Mutterleib sind wir alle so drinnen gelegen."
Die Erfahrung hat nämlich gezeigt, daß sich die Menschen bei einer solchen Schlafstellung viel besser entspannen, so daß man dann am nächsten Tag unter Umständen „wie neu geboren" aufsteht.
Auch sollte man auf Federn im Bett verzichten. Schafwolle ist da viel besser. Während des Schlafes verliert der Mensch bis zu einem Liter Flüssigkeit. Dieses „Ausdünsten" ist ebenfalls eine wichtige Form der Entschlackung.

„Ein anderer Punkt, den man nicht übersehen darf, wenn man älter wird, heißt: weniger Fett. Wir brauchen im Alter nicht mehr als 70 Gramm Fett pro Tag. Und dabei sollten wir gezielt dem Körper nur zwei Drittel davon direkt zuführen: Ein Drittel in Form von Streichfett, ein Drittel in Form von Kochfett. Das dritte Drittel ist das sogenannte ‚versteckte Fett', das durch manche Lebensmittel in unseren Körper kommt, zum Beispiel durch Wurstwaren, Käse, Backwaren, durch Mürbteig und Kuchen." Aber auch Samenfrüchte – Leinsamen zum Beispiel – führen dem Körper Fett zu.

„Warum soll man da sehr vorsichtig sein und nicht zuviel Fett zu sich nehmen? Weil Galle und Bauchspeicheldrüse langsamer arbeiten.

Die Bauchspeicheldrüse sondert bei jedem Menschen zwischen ein und zwei Liter Flüssigkeit ab, die gemeinsam mit der Galle, dem Produkt der Leber, im Zwölffingerdarm dem Speisebrei in unserem Leib beigemischt werden.

Sparsam mit Fett sein, ist eine Garantie, daß wir gesünder leben und uns auch gesünder fühlen."

Obst und Gemüse – so der Waldviertler Kräuterpfarrer – sollte man nicht gemeinsam essen. Ein Apfel, eine halbe Stunde vor dem Mittagstisch gegessen, erspart die Suppe. Dann kann man mit Gemüse beginnen.

„Bei Dörrobst muß ich wissen, daß ich das nicht am Abend nehmen soll, sondern besser Frischobst. Dörrobst ist etwas für den Morgen. Auch Walnüsse sind schwerer verdaulich. Die soll man ebenfalls am Morgen oder mittags, aber nicht kurz vor dem Schlafengehen essen."

Ältere Menschen sollten darauf achten, daß der Bauch nach dem Essen warmgehalten wird. „Wenn ich etwas gegessen habe und ich hab' kein Polsterl oder eine Decke, um sie mir über den Bauch zu legen, dann halte ich wenigstens die Hände darüber. Ich verkreuze sie und bleibe so ein bißchen nach dem Essen sitzen."
Mit Salz sollte man sorgfältiger umgehen. Weniger ist immer besser. Das heißt aber nicht, daß das Essen schal schmecken muß.
„Es gibt eine Anzahl von Gewürzen, die man mischen kann. Man kann sie aber genauso einzeln verwenden:
Majoran, Salbei, Estragon, Ysop – das sind wertvolle Gewürzkräuter, die einen guten Geschmack verleihen, die aber auch ihre Heilkraft meinem Körper weitergeben."
Füllen Sie die getrockneten Kräuter nicht in einen Gewürzstreuer mit großen Löchern. Am besten und wahrscheinlich billigsten ist ein solcher, der gar keine Löcher hat. Den schraubt man auf und gibt eine Prise des Gewürzes in den Handteller, zerdrückt es zwischen den Fingern und riecht kräftig daran.
„Dieses Riechen ist für den älteren Menschen etwas sehr Wertvolles. Über die Nase werden gewisse Drüsen aktiviert, und das kommt unserem älteren Leib, der ja schwerfälliger und langsamer ist, zugute."
Auch meint Kräuterpfarrer Weidinger, daß man nicht ängstlich sein sollte. Alles, was gemacht werden muß, soll gut überlegt sein.
„Und nicht konkurrieren wollen mit den Jüngeren. Im Rahmen bleiben. Eine positive Einstel-

lung haben und jene Sonne, die aus den Augen leuchtet, nicht untergehen lassen. Diese Sonne, die von innen, aus dem Herzen kommt, ist das Wertvollste und jene Kraft, die mich gesund hält und mein Leben schön macht. Denn alt zu werden, ist die Krönung des Lebens."

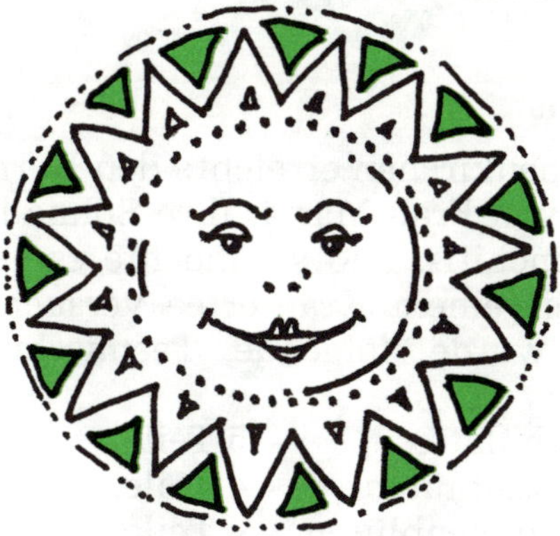

Wertvolle Teerezepte

Kräuterpfarrer Weidinger beantwortet Höreranfragen

Die Atemwege

Bronchitis

Aus Oberneukirchen erreichte den Herrn Pfarrer ein Brief von Frau Maria. Ihre Söhne leiden arg unter Bronchitis, und sie möchte es gerne auch einmal mit einem Kräutertee versuchen. Ihren Kindern wurde folgende Teemischung empfohlen:

„Huflattichblätter – 5 Teile,
Königskerzenblüten – 4 Teile,
Schlüsselblumenblüten – 4 Teile,
Schafgarbenkraut
und -blüten – 1 Teil,
Spitzwegerichblätter – 4 Teile.

Eineinhalb Teelöffel dieser Kräutermischung mit einem Viertelliter kochendem Wasser übergießen. 15 Minuten ziehen lassen, abseihen und täglich ein- bis zweimal einen Viertelliter schluckweise über den Tag verteilt, längere Zeit hindurch, trinken. Dieser Tee kann auch mit Honig gesüßt werden.

Zusätzlich rate ich zu folgendem Müsli: Einen Apfel, eine Karotte und ganz wenig Kren reiben, dazu je einen Löffel Honig und Weizenkleie, den Saft von einer halben Zitrone und einige gehackte Walnüsse geben. Alles gut vermischen und mit Zwieback essen."

Aber auch Thymiansirup hat sich gut bewährt. Und noch ein altes Hausmittel sei Ihnen verraten: „Einen Eßlöffel Bienenhonig und einen Teelöffel frischen, gerissenen Kren gut vermischen, in den Kühlschrank stellen und täglich zweimal einen halben Teelöffel davon einnehmen; lutschen, gut mit Speichel vermischen und dann erst schlucken."

Heiserkeit

Herr Bertl aus Traunstein in Deutschland fragt: „Was tut ein Sänger, wenn er heiser wird und ein bis zwei Tage darauf singen muß? Zum Beispiel in einer kalten Kirche, in der Passionszeit, im Advent oder beim Mariensingen."

Ich hab' mir sofort auf den Brief den Vermerk gemacht: „Rosmarindunst". Damit konnte ich die besten Erfolge erzielen.

Man nimmt Rosmarinsalbe oder Rosmarinöl, beides ist durchaus gleichwertig, und trägt es auf dem Daumenballen der beiden Hände auf. Dann formt man mit beiden Händen, die man vorne mit den Spitzen zusammengibt, ein offenes Dreieck, hält dieses „Dach" über das Gesicht, über die Nase. Bitte, aber so, daß die eingeriebenen Daumenballen vor den Mund und die Nase kommen. Durch die Körperwärme wird das ätherische Öl freigesetzt und dann durch Mund und Nase eingeatmet. Das macht nicht nur die ganze Partie Nase – Stirnhöhle frei, sondern reinigt und stärkt auch den Hals und somit die Stimmbänder. Das kann ich ebenso bei Augenmüdigkeit und im allgemeinen bei Heiserkeit sehr empfehlen. Sie ersparen sich dadurch einen Inhalationsapparat, es ist recht einfach.

Weiters rate ich folgenden Tee, durch Aufguß zubereitet:

Salbei	– 3 Teile,
Käsepappel	– 2 Teile,
Kamille	– 1 Teil.

Eineinhalb Teelöffel der getrockneten Kräuter werden mit einem Viertelliter kochendem Wasser übergossen. Man kann sich die doppelte Menge zubereiten, also drei bis vier Teelöffel für einen halben Liter Wasser, und teilt diesen halben Liter. Ein Viertel nimmt man zum Gurgeln, und ein Viertel kann man trinken. Bitte, nicht sparsam sein und mit dem gleichen Viertelliter Gurgeln und dann Trinken!

Das wäre eigentlich das Praktischste, was man in diesem Fall tun könnte.

Günstig ist es auch, wenn man ein frisches Eigelb mit Honig abschlägt und ganz wenig gerissenen Kren oder Meerrettich dazugibt und das einnimmt, dies hilft bei Heiserkeit.

Wenn aber jemand ständig heiser ist, dann muß er unbedingt die Ursache ergründen. Und die Ursache ergründen kann nur der, den es Gott sei Dank gibt, der Arzt.

Rachenkatarrh

Frau Josefine aus Bals, Salzburg, leidet an Rachenkatarrh. Um ihr und auch allen anderen daran Leidenden zu helfen, empfehle ich bei chronischem Rachenkatarrh folgende Teemischung, bestehend aus gleichen Teilen Spitzwegerich, Königskerzenblüten und Schlüsselblume. Von der Schlüsselblume verwenden Sie ein Gemisch von Blüten und Wurzeln.

Man nimmt für eine Tasse zwei Teelöffel dieser Mischung, übergießt mit einem Viertelliter kochendem Wasser und läßt 15 Minuten ziehen. Täglich drei Tassen drei Wochen lang trinken, eine Woche aussetzen und dann die Kur wiederholen. Der Tee soll mit Honig gesüßt werden, so ist er wirksamer.

Zusätzlich Spülungen aus folgender Teemischung durchführen: Man nimmt, wieder zu gleichen Teilen, Rosmarin, Salbei und Isländische Moosflechte.

Zwei Eßlöffel der Kräutermischung in einem halben Liter Wasser eine Stunde kalt ansetzen, kurz aufkochen und 10 Minuten ziehen lassen. Dann abseihen und in eine Thermosflasche füllen. Mit diesem Tee sollte man mindestens dreimal täglich spülen und gurgeln.

Die Augen

Augenschwäche und müde Augen

Zwei Teemischungen, die man bei Augenschwäche und müden Augen anwenden kann, je drei Wochen lang. Durch die Abwechslung wird die Wirkung der beiden Teemischungen erhöht.

Teemischung I:

Augentrost	– 5 Teile,
Gartenraute	– 3 Teile,
Fenchelsamen	– 2 Teile,
Frauenmantel	– 1 Teil.

Zwei Teelöffel mit einem Viertelliter kochendem Wasser übergießen, 15 Minuten zugedeckt ziehen lassen, abseihen und früh und abends je eine Tasse trinken.

Teemischung II:

Augentrost	– 4 Teile,
Baldrianwurzel	– 4 Teile,
Eisenkraut	– 3 Teile,
Holunderblüten	– 2 Teile,
Kamillenblüten	– 3 Teile.

Zubereitet wird dieser Tee so wie Teemischung I. – Probieren Sie einmal so eine Doppelkur von je drei Wochen bei Augenschwäche und müden Augen.

Augenschmerzen bei Zuckerkrankheit

Eine zuckerkranke Frau hat sich vor Jahren an jemanden gewandt, der anderen Menschen angeblich helfen wollte: Er riet der zuckerkranken

Frau, mit dem Insulin aufzuhören. Die Frau tat es – auf Drängen ihrer Eltern hin – und wäre daraufhin fast gestorben. Der Mann, der ihr diesen Rat gab, lebt nicht mehr. Es gibt aber leider immer wieder Scharlatane, vor denen man warnen muß. Es ist in meinen Augen ein Verbrechen, einem zuckerkranken Menschen zu raten, kein Insulin zu spritzen. Heilkräuter können vieles, aber nicht alles. Das Insulin können sie ganz sicher nicht ersetzen.

Die Frau leidet jetzt an den Folgen, sie hat große Schwierigkeiten mit den Augen. Ich rate ihr folgende Teemischung, die ein wenig Erleichterung schaffen wird:

Bohnenschalen	– 4 Teile,
Brennessel	– 3 Teile,
Lindensplint	– 2 Teile,
Geißraute	– 1 Teil,
Kalmuswurzel	– 2 Teile,
Heidelbeerblätter	– 2 Teile,
Löwenzahn	– 1 Teil.

Eineinhalb Teelöffel der Kräutermischung mit einem Viertelliter kochendem Wasser übergießen, 15 Minuten ziehen lassen, dann abseihen. Früh und abends je einen Viertelliter davon trinken, und zwar vier Wochen lang.

Außerdem empfehle ich, mittags eine Tasse nervenstärkenden Tee zu sich zu nehmen:

Kümmel	– 4 Teile,
Fenchel	– 3 Teile,
Brombeerblätter	– 3 Teile,
Thymian	– 1 Teil,
Ysop	– 4 Teile,
Melisse	– 5 Teile,

Johanniskraut – 3 Teile,
Ringelblume – 3 Teile,
Basilikum – 2 Teile.

Zwei Teelöffel der Kräutermischung mit einem Viertelliter kochendem Wasser überbrühen, 15 Minuten ziehen lassen, abseihen und trinken.

Als Augenauflage kann ich folgende Mischung anraten:

Augentrost – 4 Teile,
Fenchelsamen – 3 Teile,
Kalmuswurzel-Pulver – 4 Teile,
Ringelblume – 3 Teile,
Ysop – 4 Teile,
Wegwarte – 2 Teile,
Weinraute – 3 Teile
und einige Fäden Safran.

Zwei Teelöffel der Kräutermischung mit einem Viertelliter siedendem Wasser übergießen, 15 Minuten ziehen lassen und abseihen. Einen Wattebausch in ein Leinentüchlein wickeln, in den Tee eintauchen und auf die geschlossenen Augen legen. Wenn er kalt wird, muß er erneuert werden. Machen Sie diese Auflagen täglich 20 Minuten lang, am besten am Abend vor dem Schlafengehen.

Glaukom

Es geht hier um das Glaukom, um den Grünen Star. Herr Franz aus Kirchschlag schreibt uns. Bei ihm ist aber nicht nur diese Krankheit vorhanden, er hat auch sonst noch ein schweres Leid zu tragen, er ist bereits 38 Jahre lang an den Rollstuhl gefesselt.

Gegen das Glaukom empfehle ich folgende Teemischung:

Augentrost	– 3 Teile,
Fenchel	– 2 Teile,
Aloe	– 1 Teil.

Der Tee wird im Aufguß zubereitet. Man nimmt für eine Tasse eineinhalb Teelöffel der Mischung, übergießt diese mit einem Viertelliter kochendem Wasser und läßt 15 Minuten ziehen. Von diesem Tee trinkt man täglich zwei bis drei Tassen, und zwar drei Wochen lang.

Diese Kur kann man bis zu viermal im Jahr durchführen. Ich möchte nämlich darauf aufmerksam machen, daß man nicht das ganze Jahr hindurch die gleiche Mischung – auch wenn sie hilft – nehmen soll. Abwechslung ist gesund, weil ja der Heilungsprozeß auf die sogenannte Reiztherapie aufgebaut ist.

Außerdem empfehle ich dreimal täglich Augenbäder mit Augentrosttee.

Wichtig ist bei diesem Leiden die richtige, gesunde Lebensweise, vor allem eine milchreiche Kost.

Das Blut

Anämie

Frau Brigitte aus Graz schreibt uns. Es geht um ihre Anämie. Ich habe der Frau geantwortet, sie solle sich in erster Linie an ihren Arzt wenden.

Das möchte ich selbstverständlich auch allen jenen raten, die das gleiche Anliegen haben. Denn Heilkräuter können vieles, sie können aber nicht alles, und sie sollen auf gar keinen Fall den Arzt überflüssig machen oder ersetzen. Sie können mithelfen, können unterstreichen, können stärken. Wenn wir es so verstehen, dann haben Heilkräuter auch eine Aufgabe zu erfüllen. Ich möchte da von niemandem mißverstanden werden.

Gerne, liebe Frau Brigitte, gebe ich Ihnen und Ihren Leidensgenossen hier eine Teemischung bekannt:

Brennessel	– 5 Teile,
Löwenzahnwurzel	– 4 Teile,
Eisenkraut	– 3 Teile,
Zinnkraut	– 4 Teile,
Hirtentäschel	– 2 Teile,
Vogelknöterich	– 2 Teile,
Pfefferminze	– 3 Teile,
Thymian	– 2 Teile,
Rosmarin	– 3 Teile,
Arnika	– 1 Teil.

Sie nehmen für einen Viertelliter Wasser eineinhalb Teelöffel Kräutermischung und setzen alles eine Stunde kalt an. Dann kurz aufkochen und 10 Minuten ziehen lassen.

Trinken Sie von diesem Tee täglich drei Tassen, und zwar drei Wochen lang. Dann setzen Sie einige Tage, am besten eine Woche, aus und beginnen die Kur aufs neue.

Damit ist es aber nicht abgetan. Teetrinken kann sicherlich Probleme lösen, wenn's der richtige Tee ist – aber wichtig ist und bleibt eine gesunde Ernährung. Den starken Kaffee sollen Sie in diesem Fall weglassen! Essen Sie viel Leber, womöglich roh oder nur leicht angebraten. Gut wäre auch, wenn Sie täglich einen Viertelliter Roten-Rüben-Saft oder Schwarzen-Johannisbeer-Saft einnehmen würden.

Eisenmangel

An den Waldviertler Kräuterpfarrer Weidinger wandte sich Frau Seraphine aus Wien. Sie ist 57 Jahre alt und leidet seit Jahren an Eisenmangel. Ob es in der Naturheilkunde ein Mittelchen gäbe, wollte sie wissen.
Der Herr Kräuterpfarrer riet ihr u. a. zu folgender Teemischung:

Brennessel	– 4 Teile,
Löwenzahn	– 2 Teile,
Blutwurz	– 3 Teile,
Pfefferminze	– 3 Teile,
Melisse	– 4 Teile,
Eisenkraut	– 3 Teile,
Nußblätter	– 2 Teile,
Brombeerblätter	– 1 Teil.

Eineinhalb Teelöffel dieser Mischung werden mit einem Viertelliter kochendem Wasser übergossen. Dann läßt man 15 Minuten ziehen, seiht ab und trinkt täglich davon dreimal einen Viertelliter. Dies drei Wochen lang, dann setzt man eine Woche aus, um nochmals von vorne zu beginnen.
„Diese Teekur allein aber wäre zuwenig. Ich möchte Ihnen folgendes Gemüse empfehlen, soweit man es zu dieser Jahreszeit haben kann – Spinat und Sauerampfer abwechselnd nehmen. Und als Obst: reife Erdbeeren, Brombeeren und

Weintrauben. Täglich ein Viertelliter Roter-Rüben-Saft oder Schwarzer-Johannisbeer-Saft ist eine sehr wertvolle Zusatzbehandlung."

Noch ein altes, fast vergessenes Hausmittel hat der Kräuterpfarrer empfohlen:

„Nehmen Sie einen großen Apfel, kaufen Sie sich zehn Stück 60er-Nägel und stecken Sie diese über Nacht in den Apfel. Aber ich würde Ihnen raten, vorher die Nägel mit Alkohol abzuwaschen. Am nächsten Morgen die Nägel herausgeben und den Apfel essen. Sie sollten täglich zwei bis drei solche Äpfel verzehren. Dies vermehrt den Eisengehalt sehr stark und ist die einfachste und angenehmste Weise, dem Körper auf gesunde Art Eisen zuzuführen. Denn die Eigenwirkung der Apfelsäure auf das Eisen macht dieses so für den Körper aufnahmefähig. – Die Nägel sollten auch nachher wieder mit Alkohol gereinigt und gut gelagert werden – für das nächste Mal."

Der Blutdruck

Bluthochdruck

Hier brauchen wir eine den Blutdruck senkende Teemischung:

Berberitze	– 4 Teile,
Echte Geißraute	– 4 Teile,
Färberginster	– 3 Teile,
Pfefferminze	– 4 Teile,
Andorn	– 2 Teile,

Arnika – 1 Teil,
Mistel – 3 Teile.

Sie nehmen zwei Teelöffel der Droge, setzen sie in einem Viertelliter kaltem Wasser drei Stunden lang an, kochen ganz kurz auf, lassen 10 Minuten ziehen, seihen ab und trinken drei Tassen pro Tag von diesem Tee. Die erste Tasse gleich in der Früh, wenn Sie aufstehen, die zweite eine Stunde vor dem Mittagessen und die letzte nicht nach sechs Uhr abends. Auch diese Kur sollen Sie nicht länger als drei Wochen machen.

Wenn ich jetzt kurz etwas ausholen darf: Das Teetrinken ist nicht so einfach wie das Pillenschlucken. Ich bin auch gefragt worden, ob man den Tee den ganzen Tag über stehen lassen kann. Das ist nicht sehr günstig, es können wichtige Bestandteile dabei verdunsten, und der Tee wirkt nicht mehr so, als ob er frisch genossen wird. Sollte die frische Zubereitung nicht möglich sein, dann ist es besser, Sie füllen den Tee in eine Thermosflasche und trinken ihn dann während des Tages.

Den gleichen Tee können Sie natürlich auch bei anderen Gebrechen außer bei hohem Blutdruck verwenden: bei Erregungszuständen, aber ebenso bei gerötetem Gesicht. Besonders bei Damen kommt es vor, daß man da und dort eine sehr rote, frische – nicht gesunde, sondern fast „übergesunde" – Gesichtshaut sieht. Das ist oft unangenehm. Für diesen Fall kann ich die gleiche Teemischung empfehlen. Auch wenn das Blut zu leicht zu Kopf steigt und Ohrensausen entsteht, wird dieser Tee Abhilfe schaffen.

Herz- und Kreislaufbeschwerden

Frau Liesl aus Lungötz wandte sich an den Kräuterpfarrer. Ihr jetzt 67jähriger Mann leidet an Herz- und Kreislaufbeschwerden.
Pfarrer Weidinger riet ihr folgende Teemischung:

Frauenmantel	– 4 Teile,
Anis	– 3 Teile,
Arnika	– 2 Teile,
Weißdorn	– 4 Teile,
Basilikum	– 3 Teile,
Hirtentäschel	– 2 Teile,
Pfefferminze	– 3 Teile,
Johanniskraut	– 4 Teile,
Veilchengemisch	– 4 Teile,
Thymian	– 1 Teil.

Eineinhalb Teelöffel dieser Mischung mit einem Viertelliter kochendem Wasser übergießen, 15 Minuten ziehen lassen, dann abseihen. Täglich soll davon drei Wochen lang ein Viertelliter getrunken werden. Dann eine Woche aussetzen und die Kur wiederholen.
„Weiters würde ich raten, sich in der Apotheke Olbas-Tropfen zu besorgen. Man soll sich damit öfters die Pulsstellen einreiben, ebenso die Stirn, den Nacken, die Schläfen und die Ohrläppchen."
Außerdem empfiehlt der Kräuterpfarrer abendliche Fußbäder mit Weinessig:
„Man nimmt dazu drei Eßlöffel voll auf drei Liter Wasser und fügt sie dem Wasser bei. Dabei sollte man aber darauf achten, daß das Fußbadewasser nur lauwarm ist. Anschließend die Fußsohlen, Waden und Kniekehlen mit Rosmarinsalbe einreiben."

„Auch der Apfel besitzt eine kreislauffördernde Wirkung. Täglich drei Äpfel essen!"
Ganz bekömmlich ist in warmer Milch aufgelöster Honig, am Morgen und am Abend getrunken. Auf den im Aufguß zubereiteten Johanniskrauttee sollte man bei diesen Beschwerden ebensowenig vergessen.
„Zwei Teelöffel für einen Viertelliter Wasser, zwei Tassen täglich trinken. Das kann auch zwischen einer Teekur als etwas Wertvolles angesehen werden."
Überhaupt sollte man Johanniskraut an einem Tag der Woche das ganze Jahr hindurch zur Pflege der Gesundheit trinken.

Niederer Blutdruck

Wenn man niederen Blutdruck hat, keine Pfefferminzzuckerln essen, keinen Pfefferminztee trinken. Ein ausgesprochen wertvolles Kraut gegen niederen Blutdruck ist Hirtentäschel, frisch oder getrocknet: Zwei Teelöffel vom blühenden Kraut feingeschnitten, mit einem Viertelliter kochendem Wasser übergießen, morgens und abends wenigstens je eine Tasse trinken. Sie müssen diese Kur aber drei Wochen durchhalten.
Sie könnten auch Mistel nehmen. Nur muß Mistel ein Jahr gelagert sein; darf nicht frisch verwendet werden. Die Mistel muß acht Stunden lang, über Nacht, kalt angesetzt und dann erst aufgekocht werden. Hirtentäschel ist leichter zuzubereiten.
Wenn Sie ein Kribbeln in der linken Hand verspüren, dann würde ich Ihnen raten, wenigstens einmal pro Tag, am besten mittags, einen Weiß-

dornblütentee zu trinken. Oder Herzgespann, das ist der Russische Löwenschwanz, ein ausgesprochen gutes Bienenfutter. Sie bekommen es in der Apotheke. Herzgespanntee wird im Aufguß bereitet. Und nehmen Sie Arnikatinktur. Reiben Sie die Hände abends und in der Früh damit ein, um eine bessere Durchblutung zu erzielen.

Wechselnder Blutdruck

In den Briefen, die mir über den ORF Klagenfurt zugehen, taucht immer wieder die Frage auf, ob es nicht bei wechselndem Blutdruck ein Heilkraut oder eine Teemischung gebe. Es gibt zwei Heilkräuter, die man sowohl bei hohem als auch bei niedrigem Blutdruck einsetzen kann: die Mistel und das Hirtentäschel.

Ich höre häufig bei den Diskussionen nach meinen Vorträgen, ob da nicht ein Widerspruch bestehe, wenn hoher und niedriger Blutdruck mit dem gleichen Kraut normalisiert werden soll. Es besteht kein Widerspruch, wenn wir die Wirkung dieser beiden Kräuter betrachten: Sie regen den Kreislauf an und regeln die Herztätigkeit. Daraus ergibt sich von selbst, daß, wenn das Herz funktioniert, sich auch der Blutdruck normalisiert.

Wenn Menschen an wechselndem Blutdruck leiden, spüren sie das oft durch Blutandrang zum Kopf, es stellen sich Wallungen ein, Schwindelgefühl tritt auf, aber auch Ohrensausen.

Nun zur Teemischung: Zuerst nimmt man zwei Teelöffel Mistelblätter, gibt sie in einen Viertelliter kaltes Wasser, läßt dies über Nacht stehen und seiht in der Früh ab. Dann in einen Viertelliter kochendes Wasser zwei Teelöffel getrocknetes Hirtentäschelkraut hineingeben, 15 Minuten ziehen lassen und abseihen. Nun werden beide Teeauszüge zusammengegossen, in eine Thermosflasche gefüllt und diesen halben Liter Teegemisch trinkt man schluckweise während des Tages.

Teetips speziell für Frauen

Eierstockentzündung

Frau Martha aus Murau schreibt, sie hätte gern einen Rat gegen Eierstockentzündung. Ich empfehle folgende Teemischung:

Johanniskraut	– 3 Teile,
Kamille	– 3 Teile,
Schöllkraut	– 1 Teil,
Hopfen	– 2 Teile,
Waldmeister	– 2 Teile,
Frauenmantel	– 4 Teile.

Eineinhalb Teelöffel der getrockneten Kräuter mit einem Viertelliter kochendem Wasser übergießen, 15 Minuten ziehen lassen. Täglich drei Tassen drei Wochen lang trinken. Später eventuell drei Wochen lang wiederholen, aber nur mehr zwei Tassen am Tag einnehmen. Man könnte die Kur auch noch ein drittes Mal durchführen, darf aber dann täglich nur mehr eine Tasse zu sich nehmen.

Auch Eibischdampfbäder haben sich in diesem Fall schon oft bewährt: Eibischwurzeln 8 bis 10 Stunden lang im kalten Wasser ansetzen, dann

kurz aufkochen, danach das kochendheiße Wasser in einen Eimer geben. Man setzt sich darauf, deckt sich mit einer Decke zu und läßt so die Dämpfe gut auf den Unterleib einwirken. Diese Dampfbäder sollten abwechselnd einen Tag mit Eibischtee, am anderen Tag mit Heublumentee gemacht werden.
Äußerlich empfehle ich noch warmen Kartoffelbrei als Auflage: Drei Kartoffeln werden mit der Schale gekocht, zerdrückt und mit zwei Löffeln Weizenkleie und ein wenig Wasser vermischt. Dieser Brei wird warm aufgelegt und dann mit Wolltüchern abgedeckt. Nach einer Stunde erneuern.
Ich muß aber darauf hinweisen, daß die von mir angegebene Teemischung in den Apotheken nur abgegeben wird, wenn das Rezept von einem Arzt ausgestellt wird, da Schöllkraut in Österreich rezeptpflichtig ist.

Ein vorzüglicher Frauentee

Ein blühender Roßkastanienbaum – wie Kerzen stehen sie da, die nach oben gerichteten Blüten. Sie sind aber nicht nur schön zum Anschauen, denn die Roßkastanienblüten ergeben auch einen vorzüglichen Frauentee, gemischt mit Weißdornblüten.
Der Weißdorn wächst an Feldrainen, an Waldrändern und G'stätten, da und dort im Ödland. Seine Blüten sind gemeinsam mit den jungen Blättern in Büscheln geordnet. – Da möchte ich gleich etwas richtigstellen: Wenn man von Weißdornblüten redet, dann meint man nicht nur die

Blüten allein, sondern auch die Blätter, die zu den Blüten zur Zeit der Blüte, also zur Zeit des Sammelns, dazugehören. – Weißdorn ist ein richtiger Helfer des Herzens.
Und dazu sollten wir noch Brombeerblätter, vor allem Waldbrombeerblätter sammeln, und zwar den ganzen Sommer über. Getrocknete Brombeerblätter haben etwas Eigenartiges aufzuweisen: normalerweise besitzen Arnika und alle jene Kräuter, wie Thymian oder Wilder Majoran (der Dost), eine antiseptische, also keimtötende Wirkung in unserem Körper, eine Eigenschaft, die sie nach dem Trocknen teilweise einbüßen. Brombeerblätter aber sind getrocknet bedeutend wertvoller als im frischen Zustand.
Nehmen Sie nun drei Teile getrocknete Weißdornblüten, von den ebenfalls getrockneten Roßkastanienblüten zwei Teile und einen Teil Brombeerblätter. Es ist ein guter, schmackhafter Tee, der besonders Frauen sehr anzuraten ist. Er regelt die Herztätigkeit und hilft vor allem dort, wo man mit Krampfadern zu tun hat. Dieser Tee wird nicht über Nacht heilen, aber er beugt vor und lindert die Schmerzen, baut sie ab. Ein vorzüglicher Frauentee, den ich sehr empfehlen kann.

Menstruationsstörungen

Eine junge Dame leidet seit Jahren an Störungen ihres Menstruationszyklus. Mit kaum zwölf Jahren hatte sie bereits die erste Regel, und seitdem kommt die Regel ganz unregelmäßig. Es wird in ihrem Brief erwähnt, daß die Blutungen oft sehr lange dauern und meist sehr starke Krämpfe miteingeschlossen sind. Für alle diejenigen, die mit den gleichen Schwierigkeiten zu tun haben, möchte ich nun global eine Antwort geben – aber ich muß trotzdem vorher darauf hinweisen, solche Unregelmäßigkeiten bei dieser für Frauen so notwendigen Funktion unbedingt mit dem Arzt zu bereden.

Ich kann folgende Teemischung empfehlen:

Melisse	– 4 Teile,
Kamille	– 3 Teile,
Rosmarin	– 2 Teile,
Brennessel	– 1 Teil,
Fenchelsamen	– 2 Teile,
Hopfen	– 3 Teile.

Der Tee wird im Aufguß zubereitet: Man nimmt zwei Teelöffel der Mischung für einen Viertelliter Wasser, übergießt mit kochendem Wasser und läßt 15 Minuten ziehen, dann seiht man ab. Von diesem Tee sollen täglich zwei Tassen getrunken werden: morgens und am späten Nachmittag, und zwar eine Woche vor dem normalen Termin der Regel. Sollte sie ausbleiben, dann bis zum Beginn derselben fortsetzen.

Förderung der Milchbildung stillender Mütter

Frau Verena aus Oberösterreich schreibt uns. Sie möchte wissen, was sie tun kann, damit sie beim nächsten Kind, das sie erwartet, mehr Muttermilch hat.

Ich empfehle ihr diese Teemischung:

Anissamen	– 2 Teile,
Fenchelsamen	– 4 Teile,

Isländische Moosflechte	– 5 Teile,
Käsepappel	– 2 Teile,
Kümmelsamen	– 3 Teile,
Dillsamen	– 1 Teil.

Die Zubereitung: zwei Teelöffel der Mischung mit einem Viertelliter kochendem Wasser abbrühen, 15 Minuten ziehen lassen und abseihen. Trinken Sie diesen Tee kurz vor der Niederkunft zur Förderung der Milchsekretion, und zwar täglich morgens und mittags eine Tasse vor dem Essen.

Abends drei Eßlöffel voll enthülster Gerstenkörner in einem halben Liter Milch zu Brei kochen und als Nachtmahl essen, bringt den stillenden Müttern reichlich Milch, muß aber längere Zeit hindurch genommen werden.

Vierzehn Tage vor dem errechneten Geburtstermin empfehle ich auch, täglich zwei Tassen reinen Kümmeltee zu trinken. Man braucht eineinhalb Teelöffel angestoßenen Kümmel für einen Viertelliter kochendes Wasser. Dieser Kümmeltee erleichtert die Geburt und hat sich bis jetzt bestens bewährt.

Es darf auch nicht vergessen werden, daß man während der Stillzeit großen Wert auf gesunde Brustwarzen legen soll. Dazu kann ich empfehlen: zwei Eßlöffel zerkleinerte Eichenrinde (oder Kirschbaumrinde) in einem Viertelliter kaltem Wasser zustellen, gut aufkochen und fünf Minuten ziehen lassen, dann abseihen und damit täglich am Abend die Brustwarzen warm abwaschen. Hernach gut abtrocknen und mit kaltgepreßtem Olivenöl einmassieren.

Schwangerschaftserbrechen

Aus Neunkirchen wandte sich Frau Renate an den Kräuterpfarrer Hermann-Josef Weidinger. Sie ist im zweiten Monat schwanger und leidet an Brechreiz, Übelkeit und Schweißausbrüchen. Der Kräuterpfarrer riet ihr, folgenden Kräutertee zu versuchen:

„Beifuß	– 3 Teile,
Königskerze	– 4 Teile,
Melisse	– 3 Teile,
Kornblume	– 2 Teile,
Ringelblume	– 2 Teile,
Thymian	– 5 Teile,
Fenchel	– 3 Teile,
Kümmel	– 2 Teile.“

Eineinhalb Teelöffel der Mischung werden mit einem Viertelliter kochendem Wasser übergossen. Dann läßt man 15 Minuten ziehen und seiht ab.

„Am Abend, vor dem Schlafengehen, einen Viertelliter von diesem Tee trinken. Am besten ist es, sich gleich einen halben Liter zuzubereiten. Die eine Hälfte füllt man in eine Thermosflasche und trinkt sie morgens, gleich nach dem Aufwachen im Bett. Es sollte in diesem Fall das Frühstück ebenfalls im Bett eingenommen werden.“

Auch meint der Kräuterpfarrer, daß es Schwangeren wohltäte, es einmal mit Atemübungen vor dem Aufstehen zu versuchen. Ganz einfach: dreimal tief durch die Nase einatmen und tief durch den Mund ausatmen.

„Ich hoffe, daß diese Kur Frau Renate den gewünschten Erfolg bringen wird und wünsche ihr alles Gute. Dazu kann ich sagen, daß ich von verschiedenen Seiten schon Dank erhalten habe und daß diese Teemischung mancher werdenden Mutter geholfen hat."

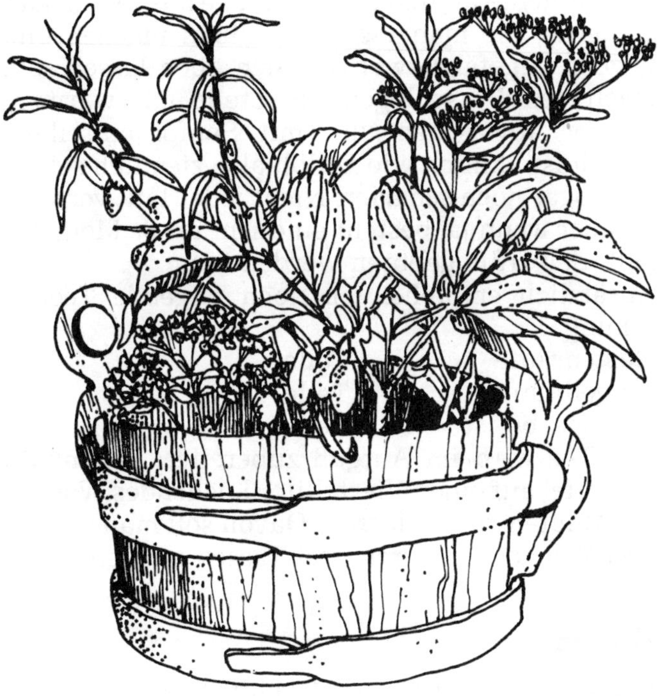

Sehnenscheidenentzündung nach Überarbeitung

Frau Lydia aus Villach schreibt uns: „Meine Tochter hat schon seit fast fünf Monaten vom vielen Schreibmaschinschreiben an beiden Handgelenken eine Sehnenscheidenentzündung. Trotz

Behandlung mit galvanischen Bädern, Bestrahlungen und Salben geht sie nur sehr langsam zurück. – Gibt es da auch ein Kraut, das in diesem Fall helfen kann?“
Ich empfehle kühlende Umschläge aus Lehm oder Heilerde, die man täglich zweimal machen und jeweils ungefähr zwei Stunden oben lassen soll. Nach den Umschlägen die Stelle mit warmem Wasser abwaschen und mit Senföl einreiben. Senföl ist ähnlich wie Dillöl, also ziemlich scharf – ja sogar noch schärfer. Nicht jede Haut verträgt es, aber wenn ja, besteht eine sehr große Möglichkeit, daß Hilfe geboten werden kann.
Zusätzlich empfehle ich noch folgende Teemischung:

Gartenraute	– 4 Teile,
Ringelblume	– 3 Teile,
Schafgarbe	– 2 Teile.

Der Tee wird im Aufguß zubereitet: eineinhalb Teelöffel auf einen Viertelliter kochendes Wasser, 15 Minuten ziehen lassen. Davon soll man täglich drei Wochen hindurch drei Tassen trinken.

Wallungen

Bei Wallungen, die hauptsächlich in den Wechseljahren, aber auch in den Entwicklungsjahren junger Mädchen auftreten können, möchte ich nicht nur zu einem Tee raten, denn das ist nur ein Teil einer möglichen Behandlung.
Sehr wichtig ist zum Beispiel auch das Heilatmen. Man stellt sich dabei mit der Nasenspitze in Richtung Norden und atmet einige Male langsam, mit Ruhe, recht tief ein und aus. Achten Sie dabei

vor allem auf gründliches Ausatmen! Sehr zu empfehlen ist ebenso das Luftbad, nicht zu verwechseln mit dem Sonnenbad. Das Luftbad kann auch in der Wohnung bei offenem Fenster genommen werden. Das Barfußgehen schließlich, vor allem im Gras, im Garten, und auch das Wassertreten sind ebenfalls sehr wertvoll.

Dann rate ich Arm- und Schenkelbäder, vor allem aber die Behandlung der Innenfläche der Oberschenkel. Man wäscht diese Innenflächen zuerst heiß, dann kalt, trocknet sie gut ab und reibt sie anschließend kreisförmig vom Knie beginnend bis zur Leistengegend, mit Rosmarinöl oder Rosmarinsalbe ein.

Das Arbeiten im Freien, wie zum Beispiel die Gartenarbeit, das Beerensuchen im Wald, das Schwammerlsuchen, aber auch das Kräutersammeln, ist etwas sehr Wertvolles und Gesundes.

Was das Essen betrifft, meiden Sie jede scharfe Kost! Sie sollten viel pflanzliche Nahrung zu sich nehmen, viel Obst- und Gemüsesäfte. Sorgen Sie aber auch für einen regelmäßigen Stuhlgang durch die Einnahme von Leinsamen, Apfelmarmelade und Sauermilch, am besten am Abend, eine halbe Stunde vor dem Schlafengehen.

Nun zum Tee:

Johanniskraut	– 5 Teile,
Melisse	– 5 Teile,
Kümmelsamen	– 4 Teile,
Fenchelsamen	– 3 Teile,
getrocknete Brombeerblätter	– 2 Teile,
Anissamen	– 1 Teil.

Die Zubereitung: eineinhalb Teelöffel der Kräutermischung mit einem Viertelliter kochendem Wasser überbrühen, 15 Minuten zugedeckt ziehen lassen, dann abseihen. Zwei Tassen pro Tag langsam und schluckweise trinken, eine Tasse morgens nüchtern und die zweite wenn möglich am Abend, eine Stunde vor dem Schlafengehen, und zwar drei Wochen lang, dann einige Tage aussetzen und anschließend die Kur nochmals wiederholen. Danach sollte man wenigstens einen Monat lang aussetzen. Macht man diese Doppelkur gewissenhaft, dann ist normalerweise schon eine Besserung zu verzeichnen.

Ich möchte noch darauf hinweisen, daß gerade auch bei Wallungen, wenn es mit der Teekur nicht vorangeht, der Hausarzt verständigt und mit ihm darüber gesprochen werden sollte.

Wechselbeschwerden sind bei Frauen in einem bestimmten Alter ein ziemliches Problem. In den Anfragen, die an mich gerichtet werden, stehen diese Schwierigkeiten an erster Stelle. Denn auch Frauen, denen die Gebärmutter und die Eierstökke entfernt wurden, haben mit diesen Wechselbeschwerden zu rechnen, ja bei ihnen sind sie oft stärker spürbar als bei den anderen Frauen.

Der beständigen Anfragen wegen, die immer wieder an mich gerichtet werden, möchte ich aber noch einige Möglichkeiten aufzeigen, wie man sich zu Hause helfen kann, und zwar mit einigen Teemischungen.

1. Mischung:
Schafgarbe – 2 Teile,
Salbei – 1 Teil,

Lindenblüten – 3 Teile,
Johanniskraut – 4 Teile.

Zwei Teelöffel der Kräutermischung mit einem Viertelliter kochendem Wasser übergießen, 15 Minuten ziehen lassen, abseihen und wenn möglich täglich drei Tassen trinken. Ist es aus irgendeinem Grund nicht möglich, mittags den Tee zuzubereiten, dann genügt auch früh und abends je eine Tasse. Der Tee soll aber unbedingt drei Wochen lang eingenommen werden.

2. Mischung:

Erdbeerblätter – 1 Teil,
Brombeerblätter – 2 Teile,
Melisse – 3 Teile,
Ringelblume – 2 Teile,
Frauenmantel – 3 Teile.

Die Zubereitung ist die gleiche wie bei der ersten Mischung. Ich würde diesen Tee besonders jenen Frauen raten, welche die erwähnten Operationen bereits überstanden haben. Vier Tassen pro Tag haben sich in diesem Fall als sehr wirkungsvoll und wertvoll erwiesen. Man kann gleichzeitig damit einen Großteil des Flüssigkeitsbedarfes decken.

3. Mischung:

Nußblätter – 3 Teile,
Kamille – 4 Teile,
Taubnessel – 3 Teile,
Anserine oder
Gänsefingerkraut – 2 Teile,
Thymian – 1 Teil.

Die Zubereitung ist wieder die gleiche wie bei der ersten Mischung. Diesen Tee empfehle ich besonders jenen Frauen, die unter Krämpfen und leiblichen Schmerzen leiden.

Das Frühjahr

Sauerkrautkur

„Man vergißt so manches nicht, was einem als Bub lieb war und was man da eigentlich mitgekriegt hat fürs ganze Leben.
Bei mir ist es stets der gleiche Eindruck: die Haustür – und dahinter steht ein großes Sauerkrautfaß. Das ist immer dort gestanden. Den Sommer über war es leer, im Herbst ist es mit Sauerkraut angefüllt worden. Bei der Ernte und beim Schneiden des Krautes hab' ich mithelfen dürfen. Da hab' ich es sogar mit eingetreten."
Sauerkraut kann behilflich sein, sich die Gesundheit bis ins hohe Alter zu bewahren.
„Und jetzt gleich zu etwas Praktischem: morgens, nach dem Aufstehen, nüchtern, sollte man Sauerkraut essen. Das will nicht heißen – genauso wie bei vielen anderen Sachen – daß man dies das ganze Leben, das ganze Jahr hindurch machen muß. Nein, so schubweise, drei Wochen lang zirka, dann wieder eine Zeitlang aussetzen. Aber durch eine solche Sauerkrautkur spürt man, daß in einem Kräfte, die da waren, wieder frisch aufleben, und daß man sich gesünder und froher fühlt."
Bei dieser Kur schneidet man pro Person zwei Eßlöffel frisches Sauerkraut fein, fügt eine Mes-

serspitze pulverisierten Kümmel sowie drei zerstoßene Wacholderbeeren, eine zerkleinerte Zwiebelscheibe und ein Viertel von einem geriebenen Apfel bei und gibt noch einige Fäden gerissenen Kren dazu. Nicht zu vergessen den Saft einer halben Zitrone und einen Eßlöffel kaltgepreßtes Olivenöl. Das Ganze gut mischen und einige Zeit vor dem Frühstückskaffee zu sich nehmen. Es ist dies eine wertvolle und billige Kur, welche die Abwehrkräfte des Körpers stärkt.

„Ein Beispiel: ein zwölfjähriger Bub, der recht empfindlich war. Seine Mutter kommt zu mir und sagt, daß er sich immer wieder verkühlt, wenn er rausgeht, dann daheimbleiben muß und nicht in die Schule gehen kann. Ich habe ihr geraten: ‚Probieren Sie es einmal mit der Sauerkrautkur, in der Früh, vor dem Frühstück einzunehmen.' Die Frau hat das durchgeführt und mich dann angerufen. Sie hat sich sehr gefreut, weil ihr andere geraten hätten, der Bub müßte eine Penicillinkur machen, und die ist ihm erspart geblieben. – Nichts gegen Penicillin, aber warum denn immer gleich zu den schweren Geschützen greifen, wenn wir einfachere, praktische, schlichte Hausmittel zur Verfügung haben?"

Sauerkraut birgt viel Vitamin C und Milchsäure in sich, die für die Darmflora wichtig ist. Deshalb erweist es sich als günstig, hin und wieder auch ein Stamperl Sauerkrautwasser zu trinken.

„Sauerkraut hat auch noch einen sehr hohen Gehalt an Zellulose, die zu den Ballaststoffen zählt und daher sehr wertvoll ist. Denn gerade die Ballaststoffe sind in unserer heutigen Zeit etwas ganz Wichtiges, weil wir viel zu raffiniert, also

viel zuviel mit verfeinerten Lebensmitteln gefüttert werden, und da fehlen uns eben diese Ballaststoffe. Der Körper rächt sich dafür: der Stoffwechsel funktioniert nicht mehr, es klappt nicht so recht mit dem Stuhlgang usw."
Jenen, die manchmal unter starken Blähungen leiden, empfiehlt der Kräuterpfarrer:
„Ein fester Eßlöffel zerschnittenes Sauerkraut, ein bis zwei Tropfen Olivenöl dazugeben und et-

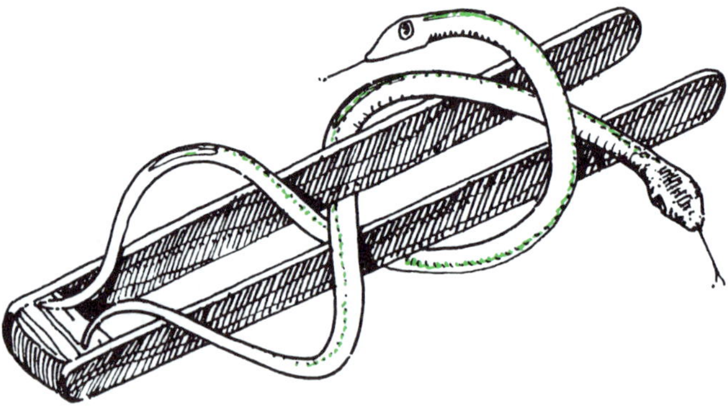

was Zitronensaft. Das ist rasch hergerichtet. Man sollte es eine Viertelstunde oder eine halbe Stunde vor dem Mittagessen zu sich nehmen."
Sauerkraut kann noch mehr: es wirkt entgiftend, blutreinigend, verhindert vorzeitiges Altern, hilft bei Arterienverkalkung und Bluthochdruck.
„Sauerkraut sollte man nicht salzen. Wenn man Sauerkraut einkauft, darauf achten, daß der Salzgeschmack nicht vorherrscht. Ist das der Fall, sollte man es dort nicht mehr einkaufen. Das

Sauerkraut muß nämlich richtig vergoren sein, ‚verarbeitet', wie man sagt. Dann ist das Sauerkraut eine eigene Masse, und man spürt das Salz nicht getrennt. Nur dann ist es auch gesund. Übersalzenes Sauerkraut – da sollten wir streiken; das sollten wir nicht mehr kaufen und verwenden."

In Form von Frischkost ist Sauerkraut sicherlich am wertvollsten. Daran sollten Sie immer denken. Man kann es aber auch kochen und „einbrennen".

„Gekochtes Sauerkraut ist deshalb gut, weil es eine bestimmte Säure enthält, die gerade als Zugespeise zu Fleischspeisen – zum Beispiel zu Geselchtem, Wurstwaren und anderem – hilft, daß man leichter, besser und restloser verdaut. Es ist auch zu empfehlen, weil es soviele Ballaststoffe besitzt."

Unser Sauerkraut ist also ein ideales und billiges Hausmittel, das leider viel zu selten auf dem mittägigen Speisezettel zu finden ist.

„Gerade in der Übergangszeit vom Winter in den Frühling, von der Kälte in die Wärme, ist das Sauerkraut ein richtiger Kampfgenosse und Freund, dem ich die Hand geb', das heißt, nach dem ich greife und der mir hilft, daß die Frühjahrsmüdigkeit und das „Kopfhängenlassen" verschwindet, wenn die wärmende, gesunde Sonne vor der Haustüre steht und bald frische Kräuter bringt."

Fastentee

Kräuter zum Fasten – ob es so etwas gibt? Ja, es gibt Kräutertees, die das Fasten unterstützen, die irgendwie das Ich, die Persönlichkeit, zur Entfal-

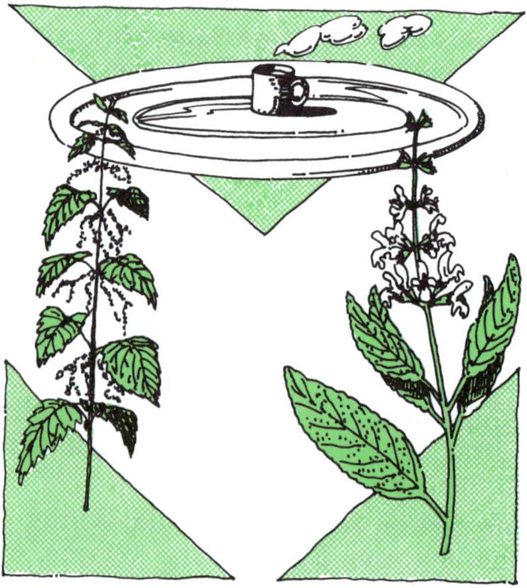

tung bringen – etwas, das ganz eng mit dem Sinn des Fastens zusammenhängt!

Es ist nicht gleichgültig, wie man fastet. Fasten ist etwas Gesundes, und wir fasten viel zuwenig. Aber wenn Sie von Zeit zu Zeit einmal einen Fasttag einschalten, trinken Sie doch einen der folgenden Tees.

Kräuter zum Fasten sind: der Gartensalbei, der Thymian, der Lavendel, die Weiße Taubnessel, die Goldrute, die Brennessel, aber auch die Schafgarbe und der Majoran. – Man kann diese Kräuter frisch oder getrocknet verwenden, sollte sie aber nicht zusammenmischen. Einzeltees sind da das Richtige.

Im Frühjahr ist es besonders wertvoll, wenn man die Blätter der Schafgarbe abschneidet, bevor der Stengel herauskommt – also lange bevor die weißen Blüten sichtbar werden. Da liegt die Schafgarbe noch am Boden, mit ihren „tausend Blatt" – deswegen auch der lateinische Name „Achillea millefolium", des gefiederten Blattes wegen. Jetzt, im Frühjahr, um die Osterzeit herum, sind die Blätter besonders wertvoll. Man kann sie genauso als Gemüse verwenden, in die Suppe hineingeben oder feinzerhackt zum Brotaufstrich mengen. Dazu empfehle ich Ihnen noch Schlüsselblumen- und Veilchenblätter – die sind indifferent im Geschmack und mild. Und wenn Sie etwas Scharfes wollen, dann fügen Sie noch die Gundelrebe bei, die ist bitterscharf, aber würzig – oder die Veronika, den Ehrenpreis.

Auf die Kräuter, die das Fasten ergänzen, unterstreichen und mithelfen, Ihre Persönlichkeit prägnanter herauszuarbeiten, sollen Sie nicht vergessen. Ich probiere es selber von Zeit zu Zeit.

Noch ein Fastentee

Frau Hilde aus Traun leidet an geschwollenen Beinen und Übergewicht. Sie ist 1,67 Meter groß und 84 kg schwer. Der Waldviertler Kräuterpfarrer riet ihr, es einmal mit folgender Teemischung zu versuchen:

„Birkenblätter	– 3 Teile,
Petersilienwurzel	– 2 Teile,
Wacholderbeeren	– 2 Teile,
Attichwurzel	– 2 Teile,
Liebstöckelkraut	– 3 Teile,
Goldrute	– 3 Teile,
Hauhechelwurzel	– 1 Teil,
Brennessel	– 3 Teile,
Zinnkraut	– 4 Teile.“

Es ist dies ein stark entwässernder Tee, der so zubereitet wird:
„Zwei Teelöffel der Mischung eine Stunde in einem Viertelliter kaltem Wasser ansetzen, kurz aufkochen, 15 Minuten ziehen lassen und abseihen. Täglich drei Tassen trinken, drei Wochen

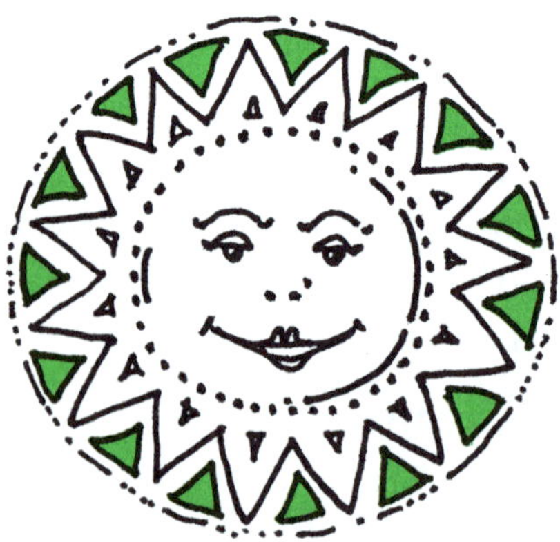

lang. Dann eine Woche aussetzen und nach Bedarf die Kur wiederholen."

Gut bewährt hat sich auch, besonders in der warmen Jahreszeit, folgendes Getränk:

„Zwei Teelöffel Obst- oder Weinessig und zwei Teelöffel Honig mit einem Viertelliter lauwarmem Wasser vermischen und schluckweise täglich einen halben Liter davon über den Tag verteilt trinken."

Frühjahrsmüdigkeit

Viele Hörer leiden dann, wenn die Tage etwas länger werden, der Winter sich langsam verabschiedet, unter der Frühjahrsmüdigkeit. Fragen dazu hat der Kräuterpfarrer oft und oft bei seinen Vortragsreisen beantwortet. Für heute hat er eine Teemischung zusammengestellt, die Sie ausprobieren sollten:

„Queckenwurzel	– 5 Teile,
Birkenblätter	– 4 Teile,
Brennessel	– 3 Teile,
Löwenzahnblätter	– 3 Teile,
Brombeerblätter	– 2 Teile,
Huflattichblätter	– 2 Teile,
Holunderblätter	– 1 Teil,
Melisse	– 4 Teile,
Weißdornblüten	– 3 Teile,
Mistel	– 4 Teile.

Zwei Teelöffel dieser Mischung eine Stunde lang in einem Viertelliter kaltem Wasser ansetzen, dann kurz aufkochen, 10 Minuten ziehen las-

sen, danach abseihen. Diese Frühjahrskur muß man sechs Wochen lang durchführen. Täglich trinkt man dreimal – in der Früh, mittags und abends – vor den Mahlzeiten je eine Tasse."
Wozu macht man diese Kur? Dieser Tee entschlackt den Körper, führt zu geistiger und körperlicher Frische und läßt Sie das Frühjahr froher empfangen.
„Um mit Erfolg gegen die Frühjahrsmüdigkeit anzukämpfen, ist folgende Lebensweise notwendig: Verzicht auf Alkohol, Nikotin und stark eingeschränkter Fleischgenuß. Keine oder wenig Hülsenfrüchte, kein Bohnenkaffee und kein schwarzer Tee. Hingegen viel Obst, Gemüse, saure Milch, Buttermilch und Rohkost."
Außerdem – so Pfarrer Weidinger – sollte man auf den Schlaf vor Mitternacht achten und zeitiger die wärmenden Federn verlassen.
„Aus meiner Erfahrung darf ich hier noch etwas hinzufügen: Ein Fußbad mit Heublumen abends vor dem Schlafengehen nehmen – 15 bis 20 Minuten lang. Danach kurz die Füße kalt abschrecken, gut abtrocknen und mit Pfefferminzöl einreiben. Je mehr Sie Fleischspeisen einschränken, desto besser, aber Schweinefleisch und Rindfleisch sollten Sie streichen. Einmal in der Woche empfehle ich außerdem eine Knoblauchsuppe."

Frühjahrstips

1. Schon zeitig im Frühjahr, bevor es noch zu blühen beginnt, kann man Gänseblümchen ausstechen und sich einen „Vogerlsalat" daraus be-

reiten. Man sollte diese Pflanze viel mehr benützen, aber auch die Brennessel. Frische Brennesseln, mit Gänseblümchen zusammengemischt, dazu einige Veilchen- und Himmelschlüsselblät-

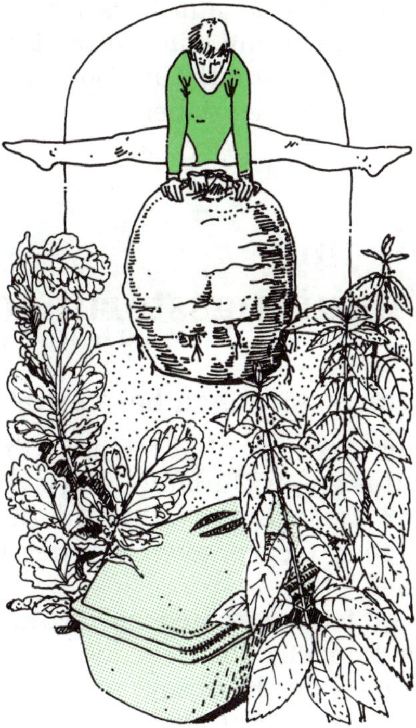

ter, ergeben einen sehr guten Frühjahrstee. Probieren Sie es, es geht auch ohne Kaffee!
2. Im Frühjahr kann man sich leicht verkühlen. Dann ist meist auch die Nase verstopft. Versuchen Sie einmal pulverisierten Bockshornkleesamen.

Wenn Sie Schwierigkeiten haben, durch die Nase zu atmen, dann nehmen Sie doch eine Prise Bockshornkleesamen und ziehen ihn durch die Nase auf. Halten Sie dann beide Nasenflügel kurze Zeit zu, und Sie werden kräftig zu niesen beginnen. Reinigen Sie auf diese schlichte Weise, besonders im Frühling, die Nase. Einige Male richtig niesen ist gesund! Und Bockshornkleesamen-Pulver hilft Ihnen dabei.

Gefäß- und Durchblutungsstörungen

Durchblutungsstörungen bei Verkalkung

Ein Herr aus Hermagor hat folgende Frage: Gibt es Heilkräuter gegen Durchblutungsstörungen in den Beinen? Ursache: verkalkte Adern, Schmerzen treten beim Gehen sowie bei der Belastung der Beine auf.
Sicherlich gibt es verschiedene Heilkräuter, die hier helfen können, aber ich möchte da gleich unterscheiden – der Herr sagt nämlich auch, die Ursache ist die Verkalkung. Da kann ich nur eines raten: Knoblauch. Öfters während der Woche oder sogar täglich ein bis zwei Zeherl zerdrücken, in eine Brotkrume pressen und so einnehmen.
Wenn man Angst hat wegen der Ausdünstung, dann soll man einen Apfel nachessen oder ein Petersilienblatt oder etwas Majoran nachkauen,

dann merkt man den Geruch des Knoblauchs nicht so stark.
Ich glaube, mit der Aufzählung der Kräuter würde hier nicht sehr viel geholfen sein, daher möchte ich Ihnen gleich eine erprobte Teezusammensetzung geben:

Eichenrinde	– 2 Teile,
Madesüß (Wiesenkönigin oder Wiesengeißbart)	– 4 Teile,
Anserine (Gänsefingerkraut)	– 2 Teile,
Rosmarin	– 1 Teil,
Käsepappel	– 4 Teile,
Nußblätter	– 4 Teile.

Man nimmt eineinhalb Teelöffel dieser Mischung, setzt sie in einem Viertelliter kaltem Wasser eine Stunde lang an, dann kurz aufkochen, 10 Minuten ziehen lassen, abseihen. Täglich zwei bis drei Tassen trinken. Die erste Tasse sobald wie möglich am Morgen, die zweite Tasse zwei bis drei Stunden vor dem Schlafengehen. Wenn notwendig eine dritte Tasse eine Stunde vor dem Mittagessen in kleinen Schlucken einnehmen, drei Wochen lang, dann eine Woche aussetzen.
Als Anwendung würde ich empfehlen: bei kalten Händen und Füßen, Kopfleere, Frösteln am ganzen Körper und auch beim sogenannten „Füße-Einschlafen“.
Wichtig ist, wenn Sie diesen Tee nehmen und einen Erfolg erwarten, daß Sie auch eine bestimmte Diät einhalten: rein vegetarische Kost wäre am ratsamsten; kochsalzarme Nahrung, wöchentlich zwei Obst- oder Reistage hintereinander einschalten! Zweimal wöchentlich nach dem Aufstehen einen Teelöffel frische Nährhefe neh-

men – man kann dann lauwarme Milch oder Wasser nachtrinken. Vollkornbrot ist dem Weißbrot oder den Semmeln vorzuziehen.
Aus meiner Erfahrung könnte ich noch hinzufügen: Tagsüber erweisen sich kurze kalte Armbäder mit Weinessigzusatz – man nimmt zwei bis drei Eßlöffel für drei Liter Wasser – als sehr wertvoll.
Da viele Menschen an Durchblutungs- oder Kreislaufstörungen zu leiden haben, möchte ich noch eine zweite Teezusammensetzung angeben:

Arnika	– 2 Teile,
Besenginster	– 3 Teile,
Passionsblume	– 4 Teile,
Herzgespann	– 4 Teile,
Melisse	– 4 Teile,
Pfefferminze	– 1 Teil.

Besenginster ist nicht immer leicht zu haben, man kann ihn auch weglassen.
Die Zubereitung: eineinhalb Teelöffel dieser Mischung mit einemViertelliter kochendem Wasser übergießen, 15 Minuten ziehen lassen, dann langsam und gut warm trinken. Mit einer einzigen Tasse täglich oder an nur einem Tag drei Tassen richtet man natürlich nicht viel aus. Man sollte diese Kur schon regelmäßig drei Wochen hindurch anwenden. Dieselbe Teemischung hilft auch bei geringeren Störungen, bei kalten Füßen und Händen und überhaupt bei schlechter Durchblutung.
Hinzufügen möchte ich noch, daß bei Kreislaufstörungen die Roßkastanie ein rasch wirkendes Heilkraut ist. Einsetzen kann man die Blüten, auch die Blätter, die man im Sommer sammelt.

Die Früchte, sogar die Rinde der jüngeren Zweige finden Verwendung. Jede einzelne Art der Droge kann nach Wahl herangezogen werden:
Früchte oder Rinde muß man fein zerkleinern, eine Stunde lang kalt ansetzen. Man nimmt eineinhalb Teelöffel für einen Viertelliter Wasser, kocht kurz auf, läßt 10 Minuten ziehen und seiht ab. Täglich ein bis zwei Tassen trinken.
Blüten und Blätter werden ebenfalls zerkleinert. Auch hier nimmt man eineinhalb bis zwei Teelöffel für einen Viertelliter Wasser. Abbrühen und 15 Minuten ziehen lassen. Täglich zwei Tassen einnehmen.

Erfrierungen

Frau Helene aus Stübing kommt mit ihrem Anliegen zu mir: Es geht um gefrorene Füße.
Bei meinen Vorträgen tu ich mir wesentlich leichter. Wenn ich so über gefrorene Füße, Zehen und Finger rede, gibt es da eigentlich kein Problem, vor allem weil ich sehr viel auf Erdäpfeln halte und auch auf Erdäpfel-Absudwasser. Schwieriger wird's bei einer gefrorenen Nase und bei gefrorenen Ohren. Aber hier geht es ja um Erfrierungen an den Füßen.
Die kranken Stellen soll man täglich in der Früh und am Abend mit Erdäpfel-Absudwasser waschen oder baden. Wenn man das gründlich getan hat, gut abtrocknen und danach mit einem Glycerin-Gemisch einreiben. Man läßt sich am besten in der Apotheke Glycerinöl mit gepulvertem Salz mischen. Für ein kleines Fläschchen Glycerinöl braucht man nicht sehr viel Salz. Das Gemisch

vor Gebrauch gut durchschütteln. Abends, nach dem Fußbad, die schmerzenden Stellen oder eventuell den ganzen Fuß oder beide Füße damit massieren. In der Früh feucht abwaschen, am besten mit einer Weinessig-Wasser-Verdünnung, dann abtrocknen und mit Pfefferminzöl oder Rosmarinöl einreiben.
Auch Auflagen von roher Zwiebel haben sich gut bewährt. Dabei werden Zwiebelscheiben zirka eine Stunde auf die schmerzenden, erfrorenen Stellen aufgelegt. – In dieser Richtung haben wir schon eine Anzahl Erfolgsmeldungen aufzuweisen.

Hämorrhoiden

Frau Anna aus Innsbruck kommt mit diesem Anliegen. Eine Teemischung, die ich ihr und auch allen ihren Leidensgenossen empfehlen kann:

Kümmel	– 1 Teil,
Fenchel	– 1 Teil,
Faulbaumrinde	– 3 Teile,
Königskerzenblüten	– 5 Teile.

Eineinhalb Teelöffel der Kräutermischung mit einem Viertelliter kaltem Wasser eine Stunde ansetzen, kurz aufkochen und 15 Minuten ziehen lassen.
Dieser sogenannte „Kaltansatz“ ist wegen der Faulbaumrinde notwendig. Es ist aber auch wichtig, daß man das Kochgeschirr gut mit einem Deckel abdeckt, damit vom Kümmel, vom Fenchel und auch von der Königskerze die ätherischen Öle nicht zu sehr entweichen. Ansonst würde die Qualität des Tees darunter leiden.
Der Tee wird dann abgeseiht. Pro Tag werden

drei Tassen getrunken, und zwar drei Wochen lang. Diese Kur kann man viermal im Jahr wiederholen.
Zusätzlich sind folgende Bäder vorteilhaft: Eichenrinden-, Kamillenblüten- oder Roßkastanienabsud. Anschließend kann man die Stelle mit Dillöl einreiben. Dillöl hilft, vermindert den Schmerz, brennt aber im ersten Augenblick ziemlich stark. Es gibt auch Menschen, die Dillöl nicht vertragen, die darauf allergisch sind; die müssen es weglassen, können aber statt dessen Hamamelis-Salbe, Salbe von der Virginischen Zaubernuß, nehmen.
Auch bei Hämorrhoiden ist auf eine gesunde Ernährung zu achten. Alles Scharfe beim Essen muß wegbleiben.
So eigenartig es klingen mag, aber bei einer kompletten Kur ist ein Heublumenfußbad sehr zu empfehlen, weil durch eine gute Durchblutung auch in dieser Richtung mitgeholfen wird, daß Hämorrhoiden leichter ausheilen. Jeden Abend ist also ein Heublumenfußbad angeraten. Man nimmt dazu zwei Handvoll Heublumen, stellt sie mit drei Liter kaltem Wasser zu und kocht kurz auf. Dann läßt man 15 Minuten ziehen, seiht ab und gibt das dem Fußbadewasser bei. Die Füße nach dem Bad gut abtrocknen und mit Rosmarinöl einreiben.

Krampfadern

Trinken Sie täglich drei Tassen Tee aus Buchweizenstroh, und zwar drei Wochen lang. Der Tee wird im Aufguß zubereitet: zwei Teelöffel zerkleinertes Buchweizenstroh mit einem Viertelli-

ter kochendem Wasser übergießen, 15 Minuten ziehen lassen. Ich würde Ihnen aber noch raten, zusätzlich Buchweizensamen zu essen. Sie können diesen in die Suppe geben.
Bei dieser Gelegenheit darf ich auf noch eines hinweisen: Vergessen Sie bei der Behandlung der Krampfadern auf die Ringelblumensalbe nicht! Nachdem Sie den Tee getrunken haben und sich womöglich auch die Füße mit diesem Tee gewaschen haben, vor allem jene Partien, wo die Adern besonders hervortreten, trocknen Sie diese Stellen gut ab und massieren sie dann mit Ringelblumensalbe. Wenn Sie das jeden Tag tun, können Sie unter Umständen vom guten Erfolg überrascht sein. Aber ich möchte Sie auch darauf aufmerksam machen, daß die Ringelblumensalbe nicht bei jeder Person mit Krampfadern wirkt. Aus meiner Erfahrung weiß ich, daß sie zwei bis vier von zehn Personen mit ziemlicher Sicherheit hilft.
Aber wenn man darunter leidet und die Hoffnung hat, daß man unter diesen zwei bis vier Personen ist, dann lohnt es sich trotzdem. Denn wenn Sie auch nicht ganz gesund werden, so wird Ihnen sicherlich eine Erleichterung beschert, Sie werden weniger Schmerzen haben und sich etwas besser fühlen. Auch das ist schon ein Erfolg, und man hat sich der Mühe nicht umsonst unterzogen. Auch Rosmarinsalbe kann ich empfehlen.

Krämpfe

Frau Franziska aus Seitenstetten in Niederösterreich fragt an, was man gegen nächtliche Wadenkrämpfe unternehmen kann.

Bei dieser Gelegenheit möchte ich Ihnen das „Krampfkraut“ vorstellen. Es wächst auf Wiesen, im Gartenrasen, auf Gartenwegen, an grasigen Waldplätzen, an Wegrändern, auf Dorfangern – überall dort, wo heute noch Gänse sind oder einmal Gänse geweidet haben. Deshalb wird es auch „Gänsefingerkraut“ genannt. Auch unter dem Namen „Anserine“ ist es bekannt. Die botanische Bezeichnung lautet „Potentilla anserina“. – Gänsefingerkraut kann vom Frühjahr bis in den Herbst hinein gesammelt werden. Man verwendet das ganze blühende Kraut, aber auch die gesäuberte Wurzel.

Das Krampfkraut wirkt zusammenziehend, blutstillend und krampflösend. Man verwendet das Kraut innerlich als Tee bei Katarrh und Krämpfen der Verdauungswege, der Muskeln und Sehnen, aber auch bei Durchfall, Kolik, Ruhr, bei Blutspuren im Stuhl und bei starker und schmerzhafter Monatsregel. Äußerlich eignet es sich zum Abwaschen von Wunden, zum Mundspülen bei lockeren Zähnen, zum Waschen bei Wadenkrämpfen und bei Augenlidentzündungen. Die äußere Anwendung kann man durch eine Teekur noch unterstützen: man nimmt drei Eßlöffel Krampfkraut für einen Viertelliter Wasser – also im Vergleich zu meinen anderen Empfehlungen verhältnismäßig viel – brüht es auf, läßt 15 Minuten ziehen und seiht ab. Man kann täglich, ohne zu befürchten, daß es nachteilige Folgen hätte, vier Tassen einnehmen. Kinder nehmen nur die Hälfte.

Bei Darmkrämpfen, Wadenkrämpfen und bei „hinfallender Krankheit“ kocht man ein Gemisch aus zwei Eßlöffeln Anserinenkraut und zwei Eßlöffeln Anserinenwurzel in einem halben Liter Milch kurz auf, seiht ab und trinkt dieses „Gebräu“ schluckweise, bei nächtlichen Krämpfen am besten eine Stunde vor dem Schlafengehen. Man kann diesen Milchtee auch mit Honig süßen. Bei hartnäckigen Wadenkrämpfen nimmt man zwei Eßlöffel Anserinenkraut und zwei Eßlöffel Fenchelsamen. Den Fenchelsamen zerstößt man im Mörser und kocht beides 10 Minuten in einem halben Liter Milch, seiht ab und trinkt von diesem Milchtee, mit Honig gesüßt, vormittags schluckweise einen halben Liter und nachmittags nochmals die gleiche Menge. Nächtliche Wadenkrämpfe, die manchen ärztlichen Bemühungen getrotzt haben, sind schon öfter nach einer sechswöchigen Kur durch diesen Milchtee gänzlich und auf immer verschwunden.

Der Harn

Harnblasenbeschwerden

Eine Frage, die sehr häufig an mich gerichtet wird – es betrifft Männer genauso wie Frauen – sind Schwierigkeiten mit der Harnblase: Reizungen oder ein gewisses Drängen; in Wirklichkeit aber, wenn man diesem Drängen nachgibt, ist dann nicht viel zu „erledigen“. – Ich möchte gleich vorausschicken, man kann eine Kur machen, aber ich würde raten, sich genau untersuchen zu lassen, also zum Arzt gehen.

Als sehr wirksam hat sich oft schon folgende Mischung erwiesen:

Für Männer:

Kleines Weidenröschen – 3 Teile,
Frauenmantel – 2 Teile,
Fenchelsamen – 1 Teil.

Abmischen und zwei Teelöffel voll davon für einen Viertelliter Wasser durch Aufguß zubereiten. Zwei Tassen täglich trinken, eine in der Früh, eine abends um sechs Uhr herum, nicht zu spät am Abend!

Für Frauen:

Frauenmantel – 3 Teile,
Kleines Weidenröschen – 2 Teile,
Fenchelsamen – 1 Teil.

Die Zubereitung und die Menge – in bezug auf Trinken – bleiben gleich wie bei Männern.

Hinzufügen möchte ich noch, daß für beide Teile – Männer wie auch Frauen – gekochte Erdäpfel gut sind: zwei Erdäpfel mit der Schale kochen, abseihen, zwei Eßlöffel Weizenkleie und etwas Wasser dazugeben, abkneten und auf der Bauchgegend, über der Blase, am Abend aufstreichen, ähnlich, als würde man sich einseifen. Bevor die Masse erkaltet, muß sie weggegeben werden; dann wird die nächste Handvoll von diesem Brei aufgestrichen. Die Erfahrung hat mir gezeigt, daß dieses Brei-Einreiben – ca. 20 Minuten – besser ist als Auflegen. Hernach wischt man alles mit einem warmfeuchten Waschlappen gut ab, es darf kein „Batz“, wie man sagt, oder kein Schleim

mehr vorhanden sein. Dann abtrocknen und mit reinem, kaltgepreßtem Olivenöl nachreiben, massieren. Das hat sich als sehr gut erwiesen, das kann ich raten und Ihnen auch weitergeben.
Eine Hinzufügung hätte ich noch; so einfach sie ist, ich muß sie doch aussprechen: Achten Sie auf eine warme Fußbekleidung! Am besten sind immer wieder Holzschuhe oder Holzschlapfen, wie man bei uns sagt, oder auch solche aus Kork. Und nicht zu lange auf kalten Unterlagen stehen bleiben, denn gerade die Verkühlung kommt weniger von der Seite als von unten, vom Fußboden herauf. Und bitte, setzen Sie sich nirgends auf eine kalte Unterlage, auch nicht auf einen Stuhl bei irgendeiner Zusammenkunft. Genieren Sie sich nicht, legen Sie etwas darüber, bevor Sie sich daraufsetzen.

Harnsäure

Viele Menschen leiden heutzutage an einem zu hohen Harnsäurespiegel. So auch Frau Hilde aus Wien XII. Dagegen könnten einige Mittel der Naturheilkunde helfen, wie zum Beispiel folgende Teemischung des Kräuterpfarrers:

Birkenblätter	– 2 Teile,
Brennessel	– 1 Teil,
Goldrute	– 1 Teil,
Besenheide	– 1 Teil,
Dornige Hauhechel	– 3 Teile.

Zwei Teelöffel dieser Mischung mit einem Viertelliter kaltem Wasser zustellen, dann aufkochen und 15 Minuten ziehen lassen. Abseihen und dreimal täglich einen Viertelliter davon trinken, und das drei Wochen lang, danach eine Woche aussetzen. Während dieser Pause sollte man dreimal täglich reinen Bennesseltee zu sich nehmen: Vier Eßlöffel Brennesseln mit einem Liter Wasser abbrühen, 15 Minuten ziehen lassen, abseihen und

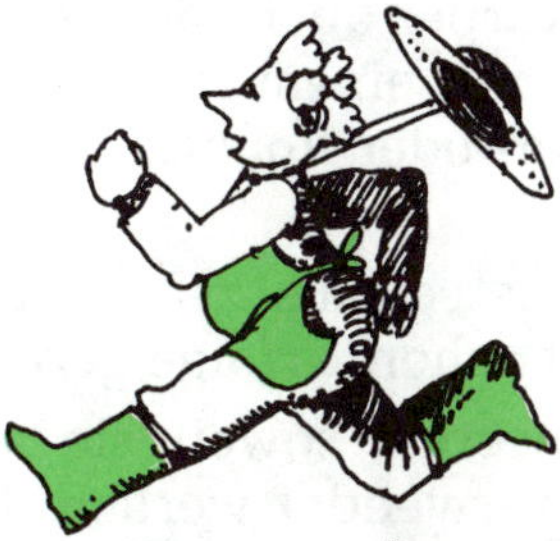

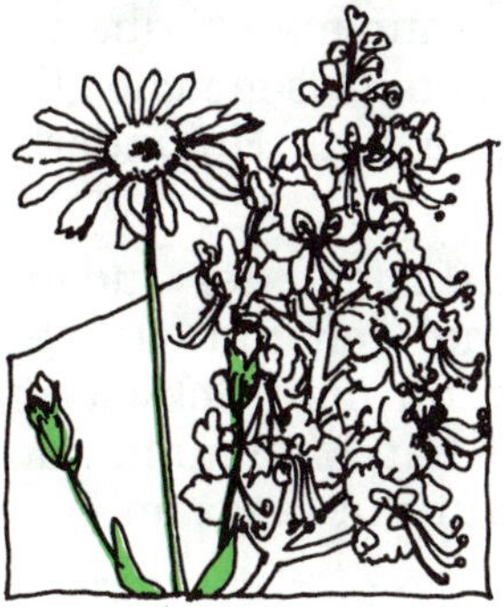

in eine Thermosflasche füllen. Die erste Tasse trinkt man vor dem Frühstück. Dazu kann man einen Teelöffel Schwedenbitter nehmen. – Den Rest des Tees trinkt man über den Tag verteilt.
„Zusätzlich müßte unbedingt eine Diät eingehalten werden. Vor allem der Genuß von Fleisch ist die Quelle überreichlicher Harnsäurebildung. In-

nereien sollten ebenfalls gemieden werden. Der Alkoholgenuß ist einzustellen."

Außerdem meint Kräuterpfarrer Weidinger, daß Bewegungsarmut den Harnsäurespiegel anhebt. Die Teekuren sind sinnlos, wenn nicht täglich körperliche Bewegung dazukommt.

„Ferner den Körper auch täglich zum Schwitzen bringen. Dann mit einem Handtuch gut abreiben und mit Arnika- oder Roßkastanientinktur nachmassieren."

Aber auch Anistee, aus zwei Teelöffeln Samen zubereitet, hat schon Erfolge gezeitigt.

„Frische Erdbeeren, soweit sie zu haben sind, können auch verwendet werden. Hat man keine frischen, dann kann man Erdbeermarmelade oder -kompott nehmen. Das gleiche gilt für Heidelbeeren und Himbeeren. Holunderbeeren nie roh essen."

Der Kern der Frucht der Judenkirsche – auch „Lampionblume" genannt – ist ebenfalls ein altes Hausmittel, wenn man Schwierigkeiten mit zuviel Harnsäure hat. Man nimmt den Kern aus der Frucht und kaut ihn langsam.

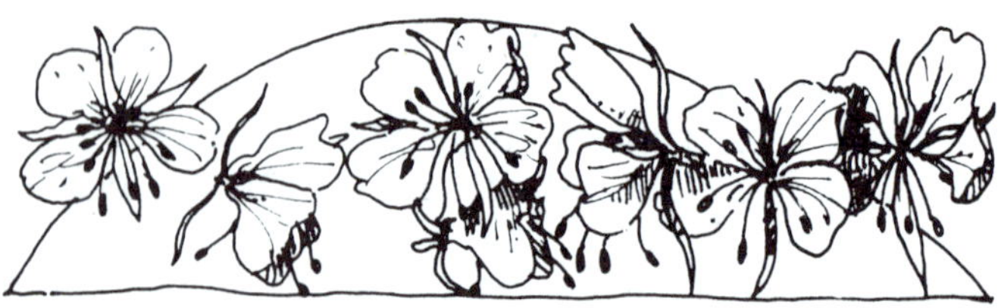

Die Haut

Akne

Da schreibt uns eine Frau Juliane aus Graz. Es geht nicht um sie selbst, sondern um ihre 18jährige Tochter, die seit längerer Zeit an Akne, Pikkeln, Pusteln leidet. Sie fragt, ob es außer chemischen Mitteln in der Pflanzenheilkunde etwas gäbe, was hier Abhilfe schaffen könnte.
Akne – eine typische Erscheinung in den Reifejahren. Akne, Pickeln, Pusteln klingen wieder ab bei Mädchen und Burschen, in späteren Jahren sind es zum Großteil Störungen des Hormonhaushaltes, und in diesem Alter kann ich nur raten, zum Arzt zu gehen.
Nehmen wir jetzt Akne, Pickeln und Pusteln im jugendlichen Alter, in den Entwicklungsjahren. Hier gibt es verschiedene Möglichkeiten, wie man helfen kann. Vor allem rate ich zu einer Teemischung, die man morgens und abends einnimmt:

Salbei	– 4 Teile,
Rosmarin	– 2 Teile,
Käsepappel	– 2 Teile,
Weißdornblüten	– 2 Teile,
Löwenzahnwurzel	– 4 Teile,
Tausendguldenkraut	– 2 Teile,
Wermut	– 1 Teil.

Den Tee bereitet man durch Aufguß. Das heißt, man nimt für eine Tasse, das ist ein Viertelliter, eineinhalb bis höchstens zwei Teelöffel von den getrockneten Kräutern, übergießt diese mit einem Viertelliter kochendem Wasser und läßt sie 15

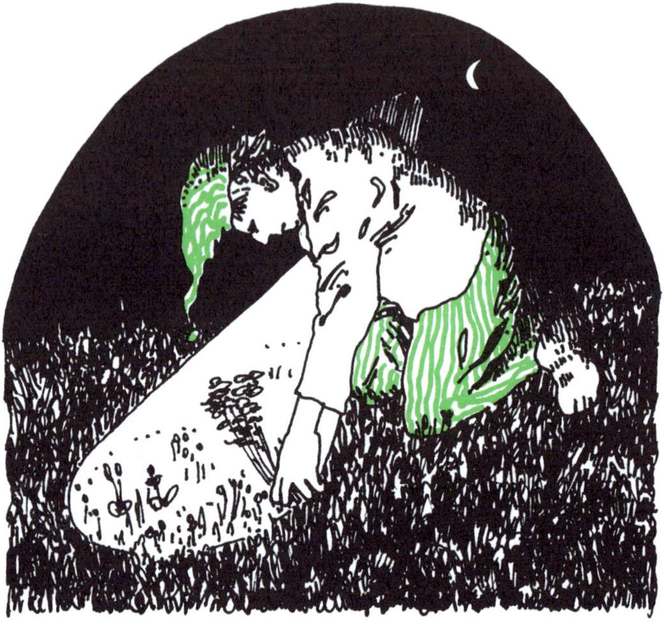

Minuten ziehen, achtet aber darauf, daß das Gefäß gut abgedeckt ist. Von diesem Tee soll man zwei bis höchstens drei Tassen pro Tag trinken – drei Wochen hindurch. Dann eine Woche aussetzen.
Der Tee allein aber ist sicherlich nicht das Um und Auf. Wichtig ist auch eine gesunde Ernährung, und darunter verstehe ich viel Rohkost, Obst und Gemüse. Zu meiden sind fette Speisen, hartgekochte Eier, Hartkäse, scharfe Gewürze, Schokolade, Bohnenkaffee und Alkohol.
Viele Menschen, die zu mir Vertrauen haben, die mit diesem Anliegen zu mir gekommen sind, ha-

ben die beste Erfahrung mit folgendem Frühstück gemacht: Man nimmt eine geriebene Karotte, ein Stückchen Kren, den man reißt, einen geriebenen Apfel, einen Eßlöffel Honig, einen Eßlöffel Weizenkleie und den Saft einer halben Zitrone, mischt alles gut durch, so daß ein richtiges Müsli, ein Brei daraus wird. Dazu ißt man noch zwei Schnitten Zwieback. Hält man den ganzen Vormittag durch, dann hat man mittags einen gesunden Appetit. – Außer diesem Frühstück würde ich noch empfehlen, täglich ein Glas Schwarzen-Johannisbeer-Saft zu trinken und zwei bis drei Eßlöffel Karottensaft.

Da Sie die erwähnte Teemischung nicht länger als drei Wochen nehmen sollen, gebe ich Ihnen noch eine zweite Mischung an:

Brennessel	– 4 Teile,
Kamille	– 3 Teile,
Pfefferminze	– 3 Teile,
Thymian	– 1 Teil,
Zinnkraut	– 2 Teile.

Sie müssen diese Mischung in einem Viertelliter kaltem Wasser eine Stunde lang ansetzen, kurz aufkochen und 10 Minuten ziehen lassen. Sie können hier deswegen keinen Aufguß machen, weil das Zinnkraut dabei ist, und Zinnkraut soll eine Stunde lang stehen, damit die Kieselsäure sich ganz und gar lösen kann und der Tee so seine volle Wirkung erreicht.

Außerdem möchte ich Ihnen noch empfehlen, später oder während des Jahres zwei Monate hindurch täglich zum Frühstück und zum Abendessen einen Erdbeerblättertee zu trinken. Sie neh-

men zwei Teelöffel der feingeschnittenen, getrockneten Walderbeerblätter, übergießen sie mit einem Viertelliter kochendem Wasser, lassen sie zugedeckt 15 Minuten ziehen und trinken diesen Tee warm – schluckweise und langsam.
Entstehen Eitertüpfchen, dann passen Sie, wenn Sie diese ausdrücken, auf, daß Sie nicht zuviel herumpressen, damit nicht Druckstellen entstehen, die später nicht mehr vergehen. Auch soll der Inhalt dieser Eitertüpfchen nicht auf der gesunden Haut verstrichen werden: Gut ab- und mit Arnikatinktur nachtupfen.
Aber vor allem eines: Fürchten Sie sich nicht! Machen Sie mit aller inneren Ruhe diese Kur gegen Akne durch. Denn wenn Sie sich fürchten, „verknoten" Sie sich innerlich. Sie sollen ja „frei" werden und die feste Hoffnung haben, daß Sie auch über dieses Übel hinwegkommen und daß es, wenn Sie diese Ratschläge beachten, nicht nur eine Besserung, sondern auch eine Heilung gibt.

Empfindliche Haut

Frau Theresia aus Altötting fragt, was sie gegen ihre empfindliche Haut tun kann.
Empfindliche Haut ist eine feinkörnige, dichtgewebte Haut: das ist ein Positivum. Negativ dabei ist, daß sie nicht geschmeidig und daher leicht empfindlich ist. Achtung auch bei trockener Haut – sie kann früher fett gewesen sein, aber durch Benützung von Sprays, durch Säurebehandlung, durch einseitige Anwendung von alkoholischen Auszügen kann aus der fetten Haut eine empfindliche entstanden sein.

Die einfachsten Mittel sind das kaltgepreßte Olivenöl und der frische Rahm. Man kann hier abwechselnd das eine oder das andere verwenden. Einen halben Liter Rahm, der frisch sein muß, mit einem Eßlöffel voll Stiefmütterchentinktur aus der Apotheke vermischen (gut durchschütteln!) und die Haut damit einreiben.
Auch ein Weizenkleiebad ist sehr zu empfehlen. – Eine Kur mit Weizenkeimlingen ist gut für den Vitaminhaushalt, und parallel dazu einmal in der Woche ein Obsttag.
Als Teeaufguß kann ich raten: Schafgarbe, Pfefferminze, Malvenblätter und Arnikablüten zu gleichen Teilen. Zwei Teelöffel mit einem Viertelliter heißem Wasser aufgießen, 15 Minuten ziehen lassen und sechs Wochen hindurch zwei Tassen täglich trinken.

Hautausschläge

Frau Maria aus Bad Goisern schrieb an den Kräuterpfarrer, daß ihr fünf Jahre altes Kind seit der dritten Lebenswoche an einem juckenden Ausschlag leide. Die Haut sei stellenweise offen und trocken. Außerdem habe das Kind wenig Appetit und sei sehr blaß. Ihr wurde zu folgender Teemischung angeraten:

„Kamille	– 4 Teile,
Löwenzahn	– 3 Teile,
Stiefmütterchen	– 2 Teile,
Erdbeerblätter	– 2 Teile,
Brombeerblätter	– 3 Teile.

Einen Teelöffel der Kräutermischung mit einem Viertelliter kochendem Wasser übergießen, 15

Minuten zugedeckt ziehen lassen, abseihen und täglich zweimal einen Viertelliter davon trinken, drei Wochen lang. Dann eine Woche aussetzen und nochmals beginnen."

Bei trockener Haut haben sich auch Bäder mit Weizenkleie sehr bewährt:

„Ein Kilo Weizenkleie mit kaltem Wasser unter ständigem Rühren aufkochen, 15 Minuten ziehen lassen und zum Badewasser gießen. In dieses Bad sollten Sie noch zwei Liter Stiefmütterchentee geben – eine Handvoll Stiefmütterchen mit zwei Liter kochendem Wasser übergießen, 15 Minuten ziehen lassen und abseihen. Nach dem Bad nachspülen, gut abtrocknen und mit Ringelblumensalbe einreiben."

Zusätzlich empfiehlt der Kräuterpfarrer Eichenrindentee-Waschungen: Zwei Teelöffel Eichenrinde werden mit einem Viertelliter kaltem Wasser zugestellt. Dann läßt man gut aufkochen und zehn Minuten ziehen. Danach wird abgeseiht.

Und so wird's gemacht:

„Einen Wattebausch in ein Leinenfleckerl wikkeln, in den Tee tauchen und damit nur die offenen Stellen betupfen. Dann trocknen lassen und die Stellen mit Bärlappsporen bestauben. Rundherum mit Ringelblumensalbe einreiben. Aber nicht jede Haut verträgt die Ringelblumensalbe. Das Kind sollte zusätzlich täglich ein Stückchen Germ essen – frische Hefe; auch Hefeflocken sind empfehlenswert. Diese werden mit Butter- oder Sauermilch oder mit Joghurt vermischt. Viel Obst, Gemüse und Fruchtsäfte stärken den Körper und bereichern ihn mit Vitaminen und wirken so am besten gegen nässende Ekzeme."

Zu beachten wäre außerdem, daß man Wäsche aus reiner Baumwolle ohne Kunstfasern trägt.

Hautjucken

Josef und Katharina aus Leoben legen uns einen besonderen Fall vor. Ein Fall, der aber gar nicht so selten ist: Hautjucken nach vielen Jahren Krankheit, in denen immer wieder Medikamente genommen werden mußten.
Gegen dieses Hautjucken nach der Einnahme von Medikamenten kann ich folgende Teemischung empfehlen:

Arnikablüten	– 3 Teile,
Lärchenschwamm	– 2 Teile,
Lavendel	– 3 Teile,
Thymian	– 4 Teile,
Wacholderbeeren	– 3 Teile,
Beinwellblüten und -blätter	– je 1 Teil,
Erdbeerblätter	– 1 Teil,
Brombeerblätter	– 1 Teil.

Ich möchte noch darauf hinweisen, daß Brombeerblätter unbedingt im getrockneten Zustand verwendet werden sollen, weil sie dann mehr Wirkung haben.
Den Tee bereitet man im Aufgußverfahren zu: Eineinhalb Teelöffel der Kräuter mit einem Viertelliter kochendem Wasser übergießen und 15 Minuten ziehen lassen. Diesen Tee nimmt man in der Früh, sofort nach dem Aufstehen ein.
Mittags trinkt man eine Tasse Heidekrauttee. Auch dieser Tee wird im Aufguß zubereitet. Man braucht für einen Viertelliter Wasser zwei Teelöf-

fel des getrockneten Krautes. Man verwendet nur die blühenden Krautspitzen.

Am Abend eine Tasse Fencheltee verabreichen. Eineinhalb Teelöffel angestoßene Fenchelsamen werden mit einer Tasse kochendem Wasser übergossen.

Diese Teekur muß man drei Wochen hindurch einhalten. Unbedingt an die Anweisungen des Arztes halten.

Kopfjucken

Eine leidgeprüfte Mutter aus der Steiermark will wissen, was sie gegen Kopfjucken tun kann. In diesem Falle geht es um Kopfausschlag – gleich bei sechs Personen einer Familie: der Vater ist 52, die zwei Töchter 17 und 15 und die Söhne 13 und 12 Jahre. Vor sechs Jahren bekam der jetzt 13jährige Sohn Kopfschuppen. Er ging zum Arzt, und der sagte, das würde sich geben. Es hat sich aber nicht gegeben, sondern ist immer schlechter geworden, es kam sogar zum Ausschlag.
Ich kann folgende Teemischung weitergeben:

Kamille	– 4 Teile,
Löwenzahn	– 3 Teile,
Stiefmütterchen	– 2 Teile,
Erdbeerblätter	– 2 Teile.

Eineinhalb Teelöffel der Kräutermischung mit einem Viertelliter kochendem Wasser übergießen, 15 Minuten lang ziehen lassen, dann abseihen. Täglich dreimal einen Viertelliter trinken, und zwar drei Wochen lang. Dann kann man auf eine Tasse pro Tag reduzieren, wieder für drei Wochen. Nicht vergessen, täglich ein Stückchen Germ zu essen.

Ferner rate ich zu einer täglichen Kopfwaschung: Mit rohem Eidotter die Kopfhaut gut einmassieren, einwirken lassen und mit starkem Kamillentee nachwaschen.

Anstelle von Kamillentee kann man auch Eichenrindentee nehmen: Drei volle Eßlöffel zerkleinerte Eichenrinde mit einem Viertelliter Wasser kalt ansetzen, gut aufkochen und 10 Minuten ziehen lassen.

Die betroffenen Stellen sollten anschließend auch mit Ringelblumentinktur betupft werden.

Nesselausschlag

Frau Rosa aus Vöcklamarkt schreibt uns über diese Krankheit.

Ich empfehle folgende Teemischung:

Brennessel	– 4 Teile,
Pfefferminze	– 3 Teile,
Melisse	– 3 Teile,
Salbei	– 2 Teile,
Lindenblüten	– 1 Teil.

Die Zubereitung erfolgt im Aufguß, für eine Tasse (ein Viertelliter Wasser) benötigt man zwei Teelöffel dieser Kräutermischung. Man läßt 15 Minuten lang ziehen. Je nach Stärke des Ausschlages sollte man von diesem Tee täglich ein bis drei Tassen trinken.

Die Wirksamkeit dieser Teekur wird vermehrt, wenn man den Tee eine halbe bis eine Stunde vor den Mahlzeiten zu sich nimmt. Die erste Tasse aber unbedingt auf nüchternen Magen trinken. Nach drei Wochen soll man zwei bis drei Tage aussetzen, eventuell sogar eine Woche lang, und dann, wenn nötig, die Kur ein zweites Mal machen.

Die Ursachen dieses Ausschlages zu ergründen, ist aber unbedingt notwendig! Er kann nämlich von der Leber oder von der Niere kommen. Auch eine chronische Verstopfung könnte die Ursache sein oder eine allergische Überempfindlichkeit der Haut. Hier ist der Arzt zuständig.

Ich kann Ihnen nur noch empfehlen, äußerlich eine Auflage mit Heilerde zu machen. Heilerde wird mit Wasser angerührt, ziemlich dickflüssig auf einen Leinenfleck aufgetragen und aufgelegt. Sie soll vier Stunden oben gelassen werden. Hernach entfernt man sie, wischt die Stelle ab und trocknet gut nach. Es hat sich auch bewährt, mit Roßkastanientinktur einzureiben. Vier Stunden später sollte man die Auflage wiederholen.

Anstelle der Heilerde kann ebenso Topfen oder Honig herangezogen werden. Bei Honig möchte ich nur darauf aufmerksam machen, daß er stark „zieht" und Menschen mit überempfindlicher Haut ihn daher lieber nicht verwenden sollen. Sonst sind die Durchführung und Nachbehandlung bei Topfen und Honig die gleichen wie bei der Heilerde.

Ich kann Ihnen noch zusätzlich raten, am Abend ein Fußbad mit Rosmarin zu nehmen. Dazu fügt man dem Fußbadewasser Rosmarintee bei. Das hat nämlich eine ableitende Wirkung.

Schuppen

Frau Maria aus Fladnitz schreibt: „Mein Problem sind Schuppen. Ich kann dagegen tun, was ich will, es hilft nichts. Ich habe jetzt schon eine Menge Shampoos benützt – nach ein paar Tagen kommen die Schuppen wieder. Wenn Sie irgendein Mittel dagegen wüßten, wäre ich Ihnen sehr dankbar."

Schuppen entstehen durch übermäßige Talgdrüsenproduktion der Kopfhaut. Ich würde raten, mehrmals am Tag die Kopfhaut mit Klettenöl einzumassieren und die Haare täglich gründlich zu bürsten.

Schuppen können auch von Haarsprays kommen oder von einem Dauerwellenpräparat. Da hat es sich als praktisch erwiesen, einmal in der Woche den Kopf mit Malzbier zu waschen. Sie waschen dann mit Kernseife gründlich nach und spülen das Haar mit reinem Wasser.

Noch besser als Kernseife ist die Seifenkrautwurzel. Die Wurzel des Seifenkrautes – so heißt nämlich diese Heilpflanze – wird drei Stunden im kalten Wasser angesetzt, dann gut erwärmt, abgeseiht und verwendet. Sie nehmen für einen Liter Wasser zirka eine Handvoll der Wurzel. Diesen Tee soll man 10 Minuten einwirken lassen und dann mit klarem Wasser nachspülen. – Wenn ich Wert auf Kernseife oder auf Seifenkrautwurzel lege, dann deswegen, weil gerade raffinierte Zusammensetzungen von Shampoos nicht immer das Gesündeste für die Kopfhaut sind und manchesmal sogar verantwortlich für die Bildung von Schuppen sein können.

Als Tee empfehle ich folgende Mischung:

Arnika	– 3 Teile,
Lärchenschwamm	– 2 Teile,
Lavendel	– 3 Teile,
Thymian	– 1 Teil,
Wacholderbeeren	– 4 Teile,
Erdbeerblätter	– 2 Teile,
Brombeerblätter	– 2 Teile.

Achtung, bitte! Der Lärchenschwamm bringt eine sehr gute und rasche Wirkung, aber nicht jeder Magen verträgt ihn. Sollten Sie Schwierigkeiten haben, dann müßten Sie den Lärchenschwamm weglassen oder bei empfindlichem Magen nur einen Teil vom Lärchenschwamm dazugeben.

Den Tee im Aufguß zubereiten, täglich drei Tassen drei Wochen lang trinken, eine Woche aussetzen und noch einmal wiederholen. – Außerdem alle tierischen Fette meiden. Ich empfehle Pflanzenöl oder Weizenkeimöl, Sonnenblumenöl, aber auch reines Olivenöl, in diesem Falle kaltgepreßtes. Alkohol, Nikotin und Bohnenkaffee sollen gemieden werden.

Schwierigkeiten nach der Rasur

Herr Ignaz aus Bregenz, 28 Jahre alt, viel auf Reisen, verabscheut Sprays nach der Rasur, leidet aber an gespannter Haut. „Und das", so schreibt er, „macht mich nervös".

Folgender Kräuteransatz, ein natürliches Rasierwasser, kann hier Abhilfe schaffen: Man nimmt einen halben Liter 70prozentigen Alkohol, setzt darin 40 g Schwarze Johannisbeerblätter an, 30 g frische Schöllkrautblätter, 15 g Minzeblätter, 15 g blühendes Bohnenkraut und 25 g Blüten vom Wohlriechenden Veilchen. Gibt dann noch eine ganz leichte Prise Tabak von einer Virginiazigarre dazu. Das Ganze läßt man 14 Tage stehen, schüttelt täglich durch und seiht letztlich ab. Füllt es in Fläschchen, die dunkel und kühl gelagert werden sollen. – Nach der Rasur reibt man ein wenig davon in die Haut ein.

Noch etwas, was nicht zu übersehen ist – das Trockenrasieren finde ich für mich auf die Dauer nicht zufriedenstellend. Ich rasiere mich deshalb zeitweise naß, mit Seifenschaum, und fühle mich so auch bedeutend wohler. Es kann sein, daß das nur bei mir zutrifft, aber ich glaube nicht. Ich habe es von anderen Männern auch schon bestätigt bekommen.

Sommersprossen

Obwohl sie im Schlager besungen werden, stören sie doch immer wieder empfindsame Menschen: die Sommersprossen, auch Märzflecken genannt. Frau Manuela aus Klagenfurt leidet ebenfalls darunter und bat den Waldviertler Kräuterpfarrer um seinen Rat.

„Die Sommersprossen verbleichen und verschwinden, wenn man sie öfter mit einem Absud aus Petersilien- oder Storchenschnabeltee wäscht. Außerdem sollten Sie Pfefferminz- oder Tausendguldenkrauttee trinken."

Pfefferminztee wird folgendermaßen zubereitet: Zwei Teelöffel getrocknetes Kraut mit einem Viertelliter kochendem Wasser übergießen, 15

Minuten ziehen lassen, abseihen und davon längere Zeit hindurch dreimal täglich einen Viertelliter trinken.
Der Tausendguldenkrauttee wird anders hergestellt:
„Eine Prise Tausendguldenkraut mit einem halben Liter kaltem Wasser 10 Stunden – oder über

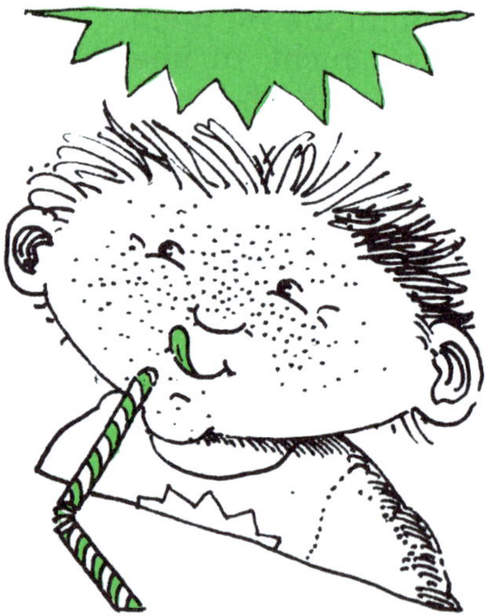

Nacht – ansetzen, dann abseihen und zimmerwarm tagsüber trinken."
Auch Waschungen mit folgender Mixtur sollen sich bewährt haben: „Meerrettichwurzel mit Essig übergießen, 14 Tage an einem kühlen Ort stehen lassen, dann abseihen und damit die betroffenen Stellen abwaschen."
Um Petersilien- oder Storchenschnabeltee zuzubereiten, nimmt man zwei Teelöffel der Droge für

einen Viertelliter kochendes Wasser und läßt im sogenannten „heißen Aufguß“ 15 Minuten ziehen. – Man sollte aber nur den leicht rosaviolett blühenden Storchenschnabel verwenden. Man findet ihn an schattigen Stellen bei Waldwegen und in Gräben.

Sonnenallergie

Frau Emmi aus der Schönbrunner-Straße in Wien leidet seit längerer Zeit an einer Sonnenallergie. Heuer hat es sie besonders arg erwischt. Kräuterpfarrer Weidinger empfahl ihr folgende Teemischung:

„Basilikum	– 3 Teile,
Anissamen	– 3 Teile,
Eisenkraut	– 4 Teile,
Quendelkraut	– 2 Teile,
Ysopkraut	– 1 Teil,
Lavendelblüten	– 3 Teile,
Bohnenkraut	– 2 Teile,
Hagebuttenfrüchte	– 4 Teile.“

Dieser Tee wird wie folgt zubereitet: Zwei Teelöffel der Mischung mit einem Viertelliter kochendem Wasser übergießen. Dann läßt man ca. 15 Minuten ziehen, seiht ab und trinkt schluckweise täglich einen Viertelliter davon, drei Wochen lang. Eine Woche aussetzen und die Kur wiederholen.

„Das allein genügt aber nicht. Man muß bei Sonnenallergie auch beachten, daß man so weit wie möglich direkte Sonnenbestrahlung meidet. Ich riet der Dame: ‚Tragen Sie auch immer einen Sonnenhut‘.“

Dazu noch eine Anfrage von Frau Monika aus Tragöß. Sie bat den Kräuterpfarrer um ein paar natürliche Sonnenschutzmittel. Seine Antwort: „Als natürliches Sonnenöl kann ich Ihnen Latschenkieferöl, Nußöl oder auch kaltgepreßtes Olivenöl, mit etwas Zitronensaft vermischt, zum Einreiben empfehlen."

Talgknoten

An unguter Stelle, am Kinn, hat sich bei Frau Elisabeth aus Steyr ein Talgknoten gebildet. Sie wandte sich um Rat und Hilfe an den Kräuterpfarrer Weidinger. Der meinte, daß größere Knoten nur operativ entfernt werden können.
„Zur Unterstützung können Sie aber eventuell Beinwellauflagen machen. Dazu wird Beinwellwurzel pulverisiert, mit etwas Wasser zu einem Brei verrührt, auf ein Leinenfleckerl aufgestrichen und aufgelegt. Vier bis fünf Stunden – nicht länger – sollte diese Auflage auf der betreffenden Stelle bleiben. Anschließend abwaschen, abtrocknen und mit Beinwellsalbe einreiben."

Wundliegen

Frau Antonia aus Wien schreibt: „Meine Tante feiert in völlig geistiger Frische den 97. Geburtstag. Durch einen Schlaganfall aber ist sie bettlägerig geworden und leidet am Rücken und Gesäß an Wundliegen."
Beim Lesen hat mir eigentlich das Herz wehgetan. Denn überall in den Hausgärten waren im Sommer die weißen Lilien zu sehen. Nach einigen

Tagen aber waren die Blütenkelche verwelkt, und man ließ sie einfach zu Boden fallen. Und gerade in der weißen Madonnenlilie steckt soviel Heilkraft drinnen!
Jetzt ist es natürlich schon zu spät, diese Blüten zu sammeln. Sie können das Madonnenlilienöl auch in der Apotheke kaufen, aber für nächstes Jahr sollten Sie sich vielleicht das Rezept zum Selbermachen vormerken:
Einen Teil frische Madonnenlilienblüten fein zerschneiden, dann vier Teile kaltgepreßtes Olivenöl dazumischen, das Ganze in einem gut verschlossenen Glasgefäß ansetzen, in die Sonne stellen, täglich schütteln, nach 14 Tagen abseihen und den Rückstand auspressen – das ist das beste Öl bei Wundliegen.
Vor einer Behandlung mit diesem Öl bereiten Sie folgende Teemischung zu: Je einen Teelöffel Schafgarbe und Kamillenblüten mit einem Viertelliter kochendem Wasser übergießen, 15 Minuten ziehen lassen und abseihen. Damit wäscht man die Wunde vorsichtig ab, läßt womöglich lufttrocknen und staubt sie dann mit Bärlappsporenpulver ein. Sollten Sie den „Bärlappsamen“, wie er auch genannt wird – ein gelbliches, leicht an der Hand anhaftendes Pulver – nicht selber sammeln, besorgen Sie ihn aus der Apotheke. Lassen Sie das Pulver nach dem Einstauben zwölf Stunden oben. Dann die Wunde mit Madonnenlilienöl vorsichtig einreiben oder auspinseln. Alle zwölf Stunden diese Behandlungesmethode abwechselnd wiederholen.
In der alten Salerner-Schule, die im Mittelalter maßgeblich war, die eigentlich den Übergang von

den Heilkräutern in den Klöstern zur Apotheke und zur Ärzteschaft bildete, da heißt es in einem Vers:

„Mit Lilie und Honig fügst du zerschnittene Nerven zusammen,
und heil wird die Hand, die fast schon verkohlt in den Flammen.
Sie löscht in vergrämten Gesichtern die Falten
und läßt den Brand in der Wunde erkalten."

Ein Labsal für die Haut ist die Königin der Arzneien – das Madonnenlilienöl.

Die Transpiration

Achselschweiß

Fräulein Ulrike aus Böhlerwerk schreibt: „Ich weiß, daß jeder Mensch schwitzt, aber soviel ist nicht normal. Ich schwitze so stark unter den Achseln, daß man die Schwitzflecken sofort in der Bluse sieht."

Ich habe ihr folgende Teemischung empfohlen:

Waldmeister	– 20 Gramm,
Nußblätter	– 15 Gramm,
Ysop	– 20 Gramm,
Salbei	– 25 Gramm,
Hopfen	– 30 Gramm,
Lavendel	– 10 Gramm,
Bohnenkraut	– 15 Gramm,
Baldrian	– 35 Gramm,
Erdbeerblätter	– 10 Gramm,
Kamille	– 10 Gramm.

Bei dieser Zusammensetzung werden Hopfen und Baldrian in ziemlich hoher Dosis verwendet, weil beide nervenberuhigend und nervenstärkend wirken, ebenso wie der Waldmeister.
Die Zubereitung: Zwei Teelöffel dieser Teemischung mit einem Viertelliter kochendem Wasser übergießen, 15 Minuten zugedeckt ziehen lassen, dann abseihen. Täglich morgens und abends je einen Viertelliter von diesem Tee trinken, und zwar unbedingt drei Wochen lang.
Und noch etwas: Bitte keine Sprays benützen! Besorgen Sie sich in der Apotheke Olbas-Tropfen – das sind chinesische Kräutertropfen – und reiben Sie damit öfters die Achseln ein. Verwenden Sie nur Baumwollwäsche!
Fußbäder wären auch sehr vorteilhaft. Sie nehmen für drei Liter heißes Wasser drei Eßlöffel Weinessig und baden die Füße drinnen. Wichtig ist, daß Sie den einen Fuß mit dem anderen – vor allem mit der Fußsohle – reiben. Und dann die Füße ganz kurz in kaltes Wasser hineingeben – nur eine Sekunde hinein, eine Sekunde heraus. Anschließend die Fußsohle, die Waden und die Kniekehlen mit Rosmarinöl oder Rosmarinsalbe aus der Apotheke einmassieren. Das stärkt die Nerven und hilft auch, die Schweißbildung zu verringern.

Handschweiß

Frau Erika aus Linz hat ein Problem, das gar nicht so selten ist – keine Krankheit an und für sich, sondern eigentlich eine Nervensache, die aber sehr unangenehm sein kann: sie leidet seit ihrer Kindheit an ganz argem Handschweiß. Das kann so schlimm werden, daß sich sogar Tropfen loslösen und sie Schwierigkeiten und Hemmungen hat, anderen die Hand zu reichen. Ob es hier eine Hilfe gäbe?

Ich empfehle dieser Frau und allen denjenigen, die das gleiche kleine Kreuz haben, folgende Teemischung:

Hopfen – 2 Teile,
Baldrian – 3 Teile,
Johanniskraut – 4 Teile,
Malvenblüten – 1 Teil,
Orangenblüten – 4 Teile.

Man nimmt eineinhalb Teelöffel der Mischung und überbrüht sie mit einem Viertelliter kochendem Wasser. Dann läßt man 15 Minuten ziehen, seiht ab, und von diesem Tee trinkt man in der Früh und am Abend drei Wochen hindurch jeweils eine Tasse. Mit Honig gesüßt ist er natürlich noch nervenberuhigender und auch wertvoller. (Zuckerkranke, das ist klar, dürfen nicht mit Honig süßen.) Man soll schluckweise und langsam trinken, wie man sich überhaupt beim Teetrinken Zeit lassen soll. Ich hab' einmal in einem Bücherl gelesen, wenn man ihn teelöfferlweise einnimmt, würde er noch besser wirken.

Dann wäre noch hinzuzufügen: Mittags könnte man abwechselnd einmal eine Tasse Salbei- und das nächste Mal eine Tasse Käsepappeltee trinken. Bei der Zubereitung muß man beachten, daß man die Käsepappel kalt ansetzt und dann erst leicht erwärmt. Salbei wird im Aufguß bereitet. Sie können von den beiden Tees auch jeweils ein Achterl zubereiten und sie dann zusammenmischen.

Und noch etwas: Waschen Sie die Hände dreimal täglich mit Weinessigwasser, das wird Ihnen helfen!

Schweißfüße

Viele Menschen leiden – wie Frau Franziska aus Großweikersdorf – an Schweißfüßen. Der Kräuterpfarrer stellt ein erprobtes Mittel dagegen vor: „Morgens (nüchtern) und abends, eine Stunde vor dem Schlafengehen, je einen Achtelliter frischen Salbeisaft trinken, drei Wochen lang. Während dieser Kur sind Kochsalz, Alkohol, Kaffee, Zukker und Nahrungsmittel aus der Dose, also Konservenkost, untersagt."
Und so können Sie selber Salbeisaft zubereiten: „Wenn Sie einen Garten haben und Salbei selber ziehen, dann sammeln Sie die frischen Blätter, übergießen sie leicht mit etwas Wasser, lassen das Wasser mehrere Stunden einziehen, drehen dann die angefeuchteten Blätter durch die Fleischmaschine und pressen das Ganze aus."
Zusätzlich rät der Kräuterpfarrer, Essig-Salbei-Fußbäder zu nehmen: „Geben Sie in zwei Liter Wasser zwei Eßlöffel Obst- oder Weinessig, und bereiten Sie einen Salbeitee. Man nimmt einen Eßlöffel Salbei, überbrüht ihn mit einem Liter kochendem Wasser, läßt 15 Minuten ziehen, seiht ab und gießt den Tee zum Fußbadewasser. Täglich sollte man etwa 15 Minuten darin baden."
Gut ist es auch, ins Fußbadewasser ein bis zwei große, rohe Erdäpfel zu reiben. Genauso die Rückstände vom Frühstücks- oder Abendkräutertee können dazugegeben werden.

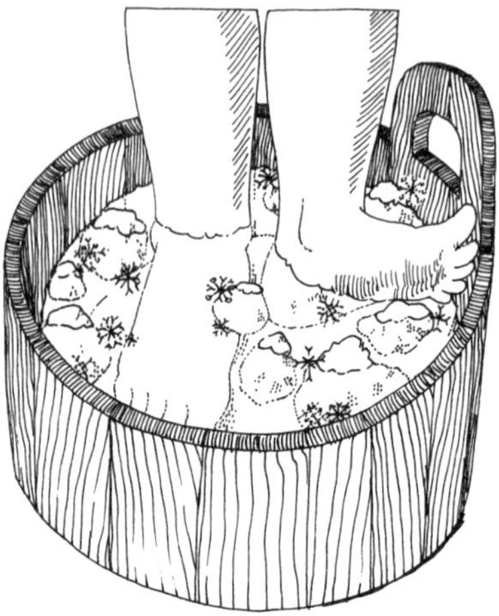

„Eines ist dabei noch zu beachten: Wenn man Salbeitee trinkt, darf man nicht gleichzeitig Lindenblütentee zu sich nehmen. Andererseits sollen stillende Frauen keinen Salbeitee trinken."

Kamillenbad gegen Körpergeruch

Und noch etwas: Die Kamille ist auch sehr wertvoll, wenn man z. B. im Haus einmal so richtig „gebuddelt" hat. Das betrifft nicht nur die Frauen, sondern auch Männer, wenn sie einmal mithelfen, das ganze Haus von unten bis oben – den Dachboden miteingeschlossen – in Ordnung zu bringen. Daß dann durch Staub und Schweiß ein nicht sehr angenehmer Geruch ausströmt, ist klar. Hier kann ein Bad mit Kamillentee Abhilfe schaffen: zwei Hände voll Kamillenblüten nehmen, drei Liter kochendes Wasser darübergeben, 15 Minuten ziehen lassen, abseihen, ins Badewasser hineinschütten. Ausgiebig darin baden und der unangenehme Körpergeruch ist weg.

Körpergeruch

Es geht heute um den üblen Körpergeruch. Daß ich dabei keinen Namen nenne, ist einleuchtend. Die anfragende Hörerin ist berufstätig, Mutter, noch nicht 50 Jahre alt und leidet darunter, daß sie in letzter Zeit – insbesonders vor der Regel – einen üblen Körpergeruch verbreitet. Dabei duscht sie sich täglich, nimmt dreimal die Woche ein Bad, wechselt täglich die Wäsche – aber ohne Erfolg! Die Frau ist verzweifelt, da sie dienstlich in einem Raum mit einem anderen Berufskollegen zusammenarbeiten muß. Dabei ißt sie – wie sie schreibt – keine scharfen Sachen und trinkt auch nur mäßig Alkohol. Der Frauenarzt, der Urologe und der Hautarzt – alle können nichts finden. Einer der Ärzte meinte, sie ärgere sich zuviel und der Körper reagiere sich so ab.
Aus meiner Erfahrung kann ich dem Arzt nur recht geben und habe der Frau zu einem nervenberuhigenden Tee geraten. Folgende Kräuter werden dazu verwendet:

Hopfenblüten	– 4 Teile,
Baldrian	– 2 Teile,
Johanniskraut	– 5 Teile,
Malvenblüten	– 3 Teile,
Lavendelblüten	– 2 Teile,
Rosmarin	– 1 Teil,
Orangenblüten	– 6 Teile,
Melisse	– 4 Teile,
Ehrenpreis	– 2 Teile,
Schlehdornblüten	– 2 Teile.

Normale Zubreitung im Aufguß mit kochendem Wasser, 15 Minuten ziehen lassen. Täglich in der Früh und abends eine Tasse trinken, und zwar drei Wochen lang.
Weiters habe ich dieser Frau empfohlen, zusätzlich eine dritte Tasse Tee zu trinken, und zwar Tausendguldenkrauttee. Dieser ist zwar sehr bitter, stärkt aber die Nerven, das Gedächtnis und fördert vor allem die Restverdauung, was in diesem Zustande nicht vergessen werden sollte. Man muß gleichzeitig die Nerven behandeln und die Verdauung fördern. Kalmuswurzeln, angesetzt in 75prozentigem Alkohol im Verhältnis 1 : 4, ergeben eine vorzügliche Tinktur zum Abreiben des Körpers, besonders am Abend, eine Stunde vor dem Schlafengehen, aber auch in der Früh vor dem Frühstück.

Teetips speziell für Kinder

Appetitlosigkeit

Appetitmangel – auch das gibt es. Besonders unangenehm bei einem 12jährigen Mädchen, und so ist es klar, daß sich seine Mutter, Frau Maria L. aus Linz, Sorgen macht. Ich habe ihr geraten, folgende Kräuter anzuwenden:

Dost (Wilder Majoran)	– 4 Teile,
Erdrauch	– 1 Teil,
Estragon	– 5 Teile,
Frauenmantel	– 3 Teile,
Kamille	– 4 Teile,

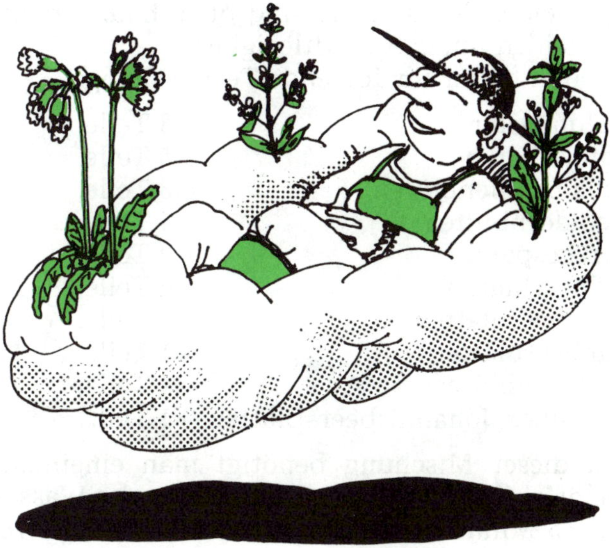

Salbei	– 2 Teile,
Wermut (oder Beifuß – er ist nicht so bitter!)	– 1 Teil,
Ringelblume	– 2 Teile.

Man nimmt zwei Teelöffel der Mischung, übergießt sie mit kochendem Wasser, läßt 15 Minuten ziehen, seiht ab und trinkt morgens und abends je eine Tasse vor dem Essen – ungefähr eine halbe Stunde vorher, wenn es möglich ist. Man kann auch zusätzlich eine dritte Tasse vor dem Mittagessen einnehmen.

Kindertee

Frau Maria aus Hartkirchen wandte sich an unseren Kräuterpfarrer mit der Bitte um einen Tee für

ihre beiden Kinder. Sie sind blaß, häufig müde, und leiden unter Appetitlosigkeit.
Geraten hat er ihr folgende Teemischung:

Waldmeister	– 3 Teile,
Apfelschalen	– 5 Teile,
Roßkastanienblüten	– 3 Teile,
Weißdornblüten	– 4 Teile,
Herzgespann	– 2 Teile,
Erdbeerblätter	– 4 Teile,
Brombeerblätter	– 6 Teile,
Himbeerblätter	– 1 Teil,
Kamillenblüten	– 4 Teile,
Schwarze Johannisbeer-Blätter	– 1 Teil.

Von dieser Mischung benötigt man eineinhalb Teelöffel für einen Viertelliter kochendes Wasser, läßt 15 Minuten ziehen und seiht ab. Sechs Wochen lang täglich, früh und abends, langsam und schluckweise eine Tasse Tee verabreichen. Die Kur sollte viermal jährlich wiederholt werden.

„Man kann diesen Tee auch über längere Zeit als Frühstückstee trinken. Er hat sich bei Konzentrationsschwäche bewährt und stärkt die natürlichen Abwehrkräfte im Körper."

Aber auch ein gutes Müsli hat sich der Kräuterpfarrer für die Kinder ausgedacht:

„Eine geriebene Karotte, einen geriebenen Apfel, ganz wenig gerissenen Kren, einen Eßlöffel Honig, einige gehackte Nüsse, einen Eßlöffel Weizenkeime und etwas Zitronensaft gut vermischen und mit einer Schnitte Zwieback zu essen geben."

Kopfweh, Migräne

Frau Astrid aus Mauthausen schrieb dem Kräuterpfarrer, daß ihre 27jährige Schwester seit mehr als drei Jahren so stark an Kopfschmerzen leide, daß ihr die Tränen in die Augen treten. Der Arzt konstatierte eine Migräne.

Der Kräuterpfarrer hat dagegen folgende Teemischung bereit:

Schlüsselblume	– 2 Teile,
Pfefferminze	– 3 Teile,
Melisse	– 3 Teile,
Ehrenpreis	– 4 Teile,
Baldrian	– 4 Teile.

Man nimmt eineinhalb Teelöffel der Kräutermischung, übergießt sie mit einem Viertelliter kochendem Wasser, läßt 15 Minuten ziehen und seiht ab. Täglich, drei Wochen lang, dreimal einen Viertelliter Tee trinken, dann drei Tage bis eine Woche aussetzen und – wenn nötig – mit der Kur erneut beginnen.

„Man darf sich nicht täuschen lassen, solche Kuren können bei verschiedenen Menschen verschiedenartig wirken. Manche spüren schon nach wenigen Tagen eine Besserung, aber Beständigkeit ist auch hier notwendig. Wie man sagt: ‚Beständig sein beim Teetrinken wie beim Läus-Abklauben.‘ Beständigkeit ist im Leben überhaupt etwas Notwendiges, aber auch etwas Schönes.“

Doch nicht nur diese Teemischung, der Kräuterpfarrer weiß noch ein Hausmittel: „Fußbäder mit Weinessig. Drei Eßlöffel Weinessig mit drei Liter heißem Wasser übergießen, 15 Minuten ziehen lassen. Und dann großen Wert beim Fußbad auf das gegenseitige Reiben der Füße legen – eine Massage, die nicht mit den Händen, sondern mit den Füßen an den Füßen durchgeführt wird! Daneben stellt man sich einen Kübel kaltes Wasser hin. Heraus aus dem heißen, hinein in das kalte Wasser und gleich wieder heraus – abschrecken, das stärkt auch die Nerven, und darum geht es ja bei der ganzen Sache."

Der Magen

Magensäuremangel

Ein Brief von Frau Franziska aus Neubau hat mir besondere Freude gemacht: Sie ist 84 Jahre jung und nimmt ihre Wehwechen eigentlich gar nicht so tragisch. Das find' ich bemerkenswert, weil im Gegensatz dazu manche Menschen ihre Krankheiten oft tragischer nehmen, als sie in Wirklichkeit sind. Ihr Problem heißt: zu wenig Magensäure.

Ich habe hier folgende erprobte Teemischung:

Wacholderbeeren	– 4 Teile,
Tausendguldenkraut	– 4 Teile,
Isländische Moosflechte	– 3 Teile,
Ehrenpreis	– 2 Teile,
Kümmelsamen	– 3 Teile.

Man nimmt eineinhalb Teelöffel Kräutermischung, weicht sie sechs Stunden lang in einem Viertelliter kaltem Wasser ein, kocht kurz auf und läßt dann noch 10 Minuten ziehen. – Sie

werden sich fragen: warum so lange einweichen? Vor allem wegen der Isländischen Moosflechte. Der Tee ist ziemlich bitter, aber er wirkt. Trinken Sie davon täglich drei Tassen, und zwar drei Wochen lang. Dann setzen Sie eine Woche aus und wiederholen die Kur aufs neue.
Sie können auch nur reinen Wacholderbeerentee zubereiten. Da sollten Sie zwei Teelöffel voll nehmen, einen Viertelliter kochendes Wasser darüberschütten und genauso wie die erste Teemischung anwenden.

Sodbrennen

Aus Scheifling schreibt uns Herr Hermann, 46 Jahre alt: „... ich leide seit zwei Jahren nach fast jedem Essen an Sodbrennen und Magenbrennen. Ich ersuche Sie um ein Teerezept. Ich vermeide alle scharfen Sachen und auch die Mehlspeisen."
Lieber Herr Hermann, ich kann Ihnen nun folgenden Rat geben: Reiben Sie einen rohen Erdäpfel, pressen Sie den Saft aus und nehmen Sie davon einen Eßlöffel voll in der Früh auf nüchternen Magen und einen Eßlöffel am Abend, nach dem Essen, ein.
Roher Erdäpfelsaft hat sich als sehr wirksam erwiesen. Er ist leicht giftig, man darf daher nicht zuviel nehmen, aber in dem angegebenen Maß ist er hilfreich und schadet durchaus nicht.
Man träumt übrigens nach der Einnahme von Erdäpfelsaft auch leichter.
Weiters sollen Sie folgende Speisen meiden: fettes Fleisch, Süßigkeiten – das tun Sie sowieso schon – dann üppige Mehlspeisen, schwere Speisen, kohlensäurehaltige Getränke, Kaffee, Russi-

schen, also Schwarzen Tee und natürlich auch starken Alkohol. Täglich vegetarische Kost wäre bei dieser Krankheit sehr günstig, weil sie das Übel an der Wurzel anpackt. – Vor dem Essen empfehle ich Ihnen, einen Eßlöffel Heilerde zu nehmen. Diese wird in Wasser aufgelöst.
Als Tee hat sich folgende Mischung als sehr günstig und helfend erwiesen: Wermut, Pfefferminze und Kamille – zu gleichen Teilen. Der Tee wird im Aufguß zubereitet. Man nimmt für eine Tasse eineinhalb Teelöffel getrocknete Kräuter, übergießt diese mit einem Viertelliter kochendem Wasser und läßt 15 Minuten zugedeckt stehen. Man trinkt von diesem Tee täglich drei Tassen, und zwar drei Wochen lang.

Gut für den Magen:

Kirschenrinde

Ist für jene Menschen wertvoll, die Eichenrinde nicht vertragen, weil sie ihnen zu stark ist. Man schneidet sie jetzt im Februar. – Wie macht man das? Man sucht Bäume, die ausgeschnitten werden sollen und nimmt von jungen Ästen, die nicht dicker als der Daumen und auch nicht borkig sind, die Rinde ab. Man kann diese frisch verwenden oder auch trocknen.
Für einen Viertelliter Wasser genügt ein fester Eßlöffel dieser Rinde. Man setzt kalt an, kocht auf, läßt fünf Minuten ziehen und seiht ab. Kirschenrinde wird innerlich zur Stärkung der Magenschleimhäute verwendet und äußerlich dort, wo

Eichenrinde wegen ihres starken Gerbstoffgehaltes nicht vertragen wird.

Johanniskraut

Der Name hängt eng zusammen mit dem Fest des heiligen Johannes des Täufers – da fängt das Johanniskraut nämlich an zu blühen. Es hieß früher, das Johanniskraut müßte man am Johannistag sammeln, da wäre es am wertvollsten. Aber in den meisten etwas höher gelegenen Gegenden ist es zu dieser Zeit noch nicht aufgeblüht. Das Johanniskraut (Hypericum perforatum), auch „Hartheu" genannt, ist ein Juli-Kraut. Man sammelt Kraut und Blüten. „Johanniskraut die Nerven stützt, Migräne heilt, Kopfweh vertreibt und auch bei Rheumaschmerzen hilft . . ."
Johanniskraut ist eines jener Kräuter, das unbedingt in die Hausapotheke gehört, das man kennen und natürlich auch benützen sollte. Es wächst gerne auf sonnigen Waldwiesen, auf Berghalden, an Waldrändern und auf Weiden. Ich habe herausgefunden, daß das Johanniskraut eine besondere Vorliebe zu den Buchen hat. In ausgelichteten Wäldern, wo schöne Buchen stehen, wächst es besonders gut und bringt große Blüten.

Johanniskrauttee

„Gelb wird rot", sagt man vom Johanniskraut. Was heißt das? Viele können es nicht glauben: da sammeln sie das gelbe Johanniskraut, die Blüten, zupfen sie ab, nehmen zwei Teelöffel davon, schütten einen Viertelliter kochendes Wasser dar-

über, lassen es 15 Minuten stehen – und was passiert? Der Tee wird blutrot! Ob da irgend etwas nicht gestimmt hat? Nein, sie haben nichts falsch gemacht – das Johanniskraut heißt ja auch „Christi Blut“ oder „Johannisblut“, weil es an die Hinrichtung von Johannes dem Täufer erinnert. Dabei sollen einige Blutstropfen auf ein bescheidenes Bäumlein gefallen sein, das von da an „Johanniskraut“ heißt.
Der Tee dieser Pflanze ist besonders wertvoll. Vergessen Sie aber bei der Zubereitung nicht, den Topf abzudecken, sonst gehen die im Johanniskraut reichlich vorhandenen ätherischen Öle verloren. Johanniskrauttee wirkt entzündungshemmend und nervenberuhigend. Man verwendet ihn mit gutem Erfolg, wenn es im Magen nicht klappt, besonders bei Magenschleimhautentzündung und bei Magen- und Darmkatarrh.

Mundhygiene

Offene Stellen im Mund

Frau Anna aus Lassach in der Steiermark klagt, daß ihre beiden erwachsenen Töchter immer wieder offene Stellen im Mund und auch Bläschen unter der Zunge haben. Jede Behandlung erwies sich als nicht zielführend. Ich habe der Frau folgende keimtötende Teemischung geraten:

Wacholderbeeren	– 2 Teile,
Thymian	– 1 Teil,
Ringelblume	– 4 Teile,

Lavendel – 3 Teile,
Kamille – 5 Teile.
Eineinhalb Teelöffel dieser Mischung werden mit einem Viertelliter kochendem Wasser übergossen, dann läßt man 10 Minuten ziehen, seiht ab und trinkt davon täglich zwei Tassen, und zwar drei Wochen hindurch.
Außerdem besorgen Sie sich in der Apotheke Echinacea als homöopathische Lösung D 6. Davon sollen drei Wochen hindurch täglich dreimal 5 Tropfen genommen werden, und zwar auf einem Löfferl mit etwas Wasser.

Zahnfleischbluten

Über Zahnfleischbluten klagt Frau Aloisia aus Klagenfurt. Ich empfehle folgende Teemischung:
Kamille – 3 Teile,
Walnußblätter – 4 Teile,
Arnika – 1 Teil,
Eukalyptusblätter – 3 Teile,
Pfefferminze – 2 Teile,
Spitzwegerich – 2 Teile.
Zwei Teelöffel der Mischung mit einem Viertelliter kochendem Wasser übergießen, 15 Minuten zugedeckt stehen lassen und dann abseihen. Mit diesem Tee soll man einige Male am Tag den Mund spülen, und zwar drei Wochen lang.
Zur Mundspülung auf längere Zeit empfehle ich: Fünf Tropfen Eukalyptusöl (aus der Apotheke) in ein Glas mit lauwarmem Wasser geben und nach dem Essen den Mund ausspülen und die Zähne damit putzen. Zu beachten ist dabei, daß das Zahnfleisch behutsam abgebürstet wird.

Zahnfleischschwund

„Frau Josepha aus Mark leidet – wie viele andere auch – an Zahnfleischschwund. Sie ist 44 Jahre alt. Ich habe der Frau folgende Teemischung angeraten:

Spitzwegerich	– 2 Teile,
Pfefferminze	– 2 Teile,
Eukalyptusblätter	– 3 Teile,
Arnika	– 1 Teil,
Walnußblätter	– 4 Teile,
Kamille	– 3 Teile.“

Zwei Teelöffel der Mischung mit einem Viertelliter kochendem Wasser übergießen, 15 Minuten ziehen lassen, abseihen und warm und schluckweise trinken, täglich morgens und abends je einen Viertelliter.

„Zusätzlich zwei- bis dreimal täglich mit je einer Tasse dieses Aufgusses den Mund gründlich ausspülen.“

Für Mundspülungen eignet sich aber auch ein anderer Tee, der zusätzlich zur Trinkkur eingesetzt werden könnte: „Für einen Viertelliter kaltes Wasser braucht man zwei Teelöffel Eichenrinde: eine Stunde ansetzen, gut aufkochen, 10 Minuten ziehen lassen, abseihen und damit den Mund spülen. Die Eichenrinde wirkt zusammenziehend und festigt das Zahnfleisch.

Man kann aber auch geriebene Äpfel und Karotten zu gleichen Teilen mischen und davon einen Eßlöffel voll in den Mund nehmen, breitdrücken und mit der Zunge verteilen, dann ausspucken.“

Gut für die Nerven

Ängstlichkeit

Heilkräuter gegen Ängstlichkeit, bei nervösen Angstzuständen.
Eine 37jährige Frau kann sich nicht erklären, warum sie jetzt, nach dem vierten Kind, unter Angstzuständen leidet. Meist dann, wenn sie allein daheim ist, hat sie Angst vor sich selbst. Ich habe ihr eine Teemischung zusammengestellt. Die Frau hat dreimal drei Wochen, mit einer kurzen Unterbrechung, diese Kur gemacht, mir dann geantwortet und sich bedankt.
Wenn diese Teemischung einer Person helfen konnte, warum soll sie nicht auch bei anderen wirken? Hier das Rezept:

Baldrian	– 5 Teile,
Melisse	– 4 Teile,
Orangenknospen	– 3 Teile,
Passionsblume	– 3 Teile,
Arnikablüten	– 1 Teil,
Veilchenwurzel	– 2 Teile.

Sie brauchen zwei Teelöffel dieser Mischung für einen Viertelliter kochendes Wasser: Überbrühen, 15 Minuten zugedeckt ziehen lassen und je eine Schale nüchtern in der Früh und zirka eine Stunde vor dem Schlafengehen trinken.
Mit einer einzigen Kur werden Sie nicht auskommen. Schalten Sie nach den ersten drei Wochen eine dreitägige Pause ein und wiederholen Sie dann die Kur nochmals drei Wochen hindurch. Wieder drei Tage Pause machen und ein drittes

Mal wiederholen. Öfter sollen Sie aber dieselbe Kur nicht durchführen.
Sollte sie Ihnen nicht helfen, dann schreiben Sie mir. Ich werde Ihnen gern eine andere Zusammenstellung bekanntgeben.

Beschwerden bei Vollmond

Nicht wenige Menschen leiden bei Vollmond unter Herzklopfen und Schlaflosigkeit. Da würde ich ihnen raten, eine Woche vorher mit Melissentee zu beginnen. Den Tee im Aufguß zubereiten und täglich drei Tassen davon trinken. Das beruhigt. – Zusätzlich wenig Schweinefleisch essen, aber umso mehr Äpfel. Die Äpfel können gebraten, gerieben oder zum Frühstück auch als Müsli mit Leinsamen, Weizenkleie und etwas Honig zubereitet werden. – Abreibungen des Rückens mit verdünntem Obstessig und abwechselnd Abreibungen oder Massagen des Rückens mit Johanniskrautöl wirken vorbeugend.
Versuchen Sie doch einmal eine Akupressur, indem Sie auf der rechten Hand am Daumen beginnen, die Fingernägel zu drücken, zirka sieben Sekunden lang. Alle Finger durchgehen, zuerst auf der rechten Hand, dann auf der linken. Sie können auch die Zehen dazunehmen. Das ist nicht nur ein Ablenkungsmanöver, sondern hat sich als sehr wertvoll und vorbeugend erwiesen.

Depressionen

Frau Notburga aus Innsbruck schreibt uns: Sie hat schon mehrere Jahre hindurch schwere Depressionen und hat auch ihren Beruf aufgeben

müssen. Tabletten haben ihr nicht geholfen, im Gegenteil . . .
Aus der Erfahrung kann ich Ihnen sagen, daß Geduld in diesem Falle schon Hilfe gebracht hat. – Akupressur hat sich in ähnlichen Fällen als sehr gut erwiesen. Ich kann Ihnen das nicht von der Ferne her sagen oder empfehlen. Wenn Sie jemanden wissen, der Akupressur macht, dann würde ich Ihnen raten, lassen Sie sich die Akupressur alle vier bis fünf Wochen einmal durchführen.
Weiters kann ich eine sogenannte „Dreimal-acht-Kur" raten, das heißt dreimal acht Stunden: Der Rücken wird mit Johanniskrautöl handbreit eingerieben, von oben nach unten, handbreit über der Wirbelsäule. Das lassen Sie, wenn Sie um zehn Uhr abends anfangen, über Nacht oben. In der Früh einen feuchtwarmen Lappen nehmen, in lauwarmes Essigwasser tauchen und den Rücken abwaschen. Nach weiteren acht Stunden mit kaltgepreßtem Olivenöl einreiben. Und so wechseln Sie ab: Acht Stunden Johanniskrautöl, acht Stunden mit Weinessig und acht Stunden mit kaltgepreßtem Olivenöl. Das sollten Sie drei Wochen hindurch halten.
Als Tee rate ich Ihnen:

Melisse	– 3 Teile,
Johanniskraut	– 4 Teile,
Erdbeerblätter	– 1 Teil,
Brombeerblätter	– 2 Teile,
Wohlriechendes Veilchen	– 3 Teile,
Basilikum	– 2 Teile.

In der Früh eine Tasse und am Abend eine zweite Tasse.

Einschlafschwierigkeiten

„Werter Herr Pfarrer, bitte helfen Sie mir!“, so beginnt ein Brief von Frau Grete aus Graz. „Ich habe so schwere Einschlafschwierigkeiten und bin schon ganz verzweifelt. Wenn ich um neun Uhr abends ins Bett gehe, liege ich bis zwei Uhr früh wach. Was soll ich dagegen machen? Bitte geben Sie mir einen Rat und helfen Sie mir, werter Herr Pfarrer. Ich möchte Ihnen auch mein Alter bekanntgeben: 1910 geboren.“

Gerne, liebe Frau Grete, will ich auch hier versuchen, aus meiner Erfahrung zu schöpfen. Besorgen Sie sich folgende Kräuter: Benediktendistel, Hopfen, Baldrian, Quendel, Safran, Veilchen, Waldmeister und Gelben Steinklee.

Der Quendel ist das gleiche wie der wilde Thymian, auch „Feld- oder Sandthymian“ genannt.

Unter Veilchen versteht man das „Wohlriechende Veilchen“, das dunkelblaue und nicht das heller blühende sogenannte „Hundsveilchen“. Man erkennt das richtige, Wohlriechende Veilchen leicht daran, daß es, wie der Name sagt, wohl, also gut riecht. Das blaßblaue Hundsveilchen hat überhaupt keinen Geruch.

Nun zur Zusammensetzung der Teemischung:

Benediktendistel	– 3 Teile,
Hopfen	– 2 Teile,
Baldrian	– 5 Teile,
Quendel	– 4 Teile,
Safran	– nur einige „Fäden“
Wohlriechendes Veilchen	– 4 Teile,

Waldmeister – 3 Teile,
Gelber Steinklee – 1 Teil.

Der Tee wird im Aufguß zubereitet. Man nimmt für eine Tasse eineinhalb Teelöffel getrocknete Kräuter, übergießt diese mit einem Viertelliter kochendem Wasser und läßt – abgedeckt – 15 Minuten ziehen. Trinken Sie bitte von diesem Tee abends ungefähr eine Stunde vor dem Schlafengehen eine Tasse, recht warm.

Dann noch einige Ratschläge: Halten Sie sich auch täglich in der frische Luft auf, lesen Sie am Abend ein Buch und gehen Sie nicht zu früh schlafen. Und noch etwas: die Bettwäsche soll öfter gewaschen werden, das heißt aber nicht, wie manch krankhaft Veranlagte glauben, daß das Bett jeden Tag frisch überzogen werden muß. Eine Überlegung: Jeder Mensch gibt in der Nacht durch die Poren der Haut zirka einen Liter Flüssigkeit in Dunstform, in Dampfform ab, und diese Flüssigkeit wird von der Bettwäsche aufgesogen.

Ist die Bettwäsche verbraucht, ist sie alt, dann kann sie diesen Wasserdampf nicht mehr aufnehmen, dann läßt sich's schlecht schlafen. Das Bett auch in der Früh nicht sofort zumachen, sondern offen liegen lassen, aber nicht in die pralle Sonne legen, da muß man sehr vorsichtig sein. Wenn das Bettzeug längere Zeit der prallen Sonne ausgesetzt ist, dann ladet es sich gewissermaßen auf, und man muß es danach kühl legen, eventuell auf einen Stein- oder Betonboden, bevor man es wieder ins Bett hineingibt. Richtet man sich daran, dann kann man auch hier gut schlafen.

Gürtelrose

Frau Anni aus Landeck in Tirol schreibt uns, sie hätte gerne ein Rezept für eine Freundin, die an Gürtelrose leidet. Diese Freundin hat verschiedene Injektionen und Kuren, Bestrahlungen und Salben ausprobiert, bis jetzt hätte ihr aber nichts geholfen.

Gegen Gürtelrose können verschiedene Kräuter angewendet werden. Meine persönliche Empfehlung wäre folgende: Täglich zwei Zehen Knoblauch zerquetschen, auf ein Stück Brot legen und in Abständen essen. Ebenso aufgeteilt während des Tages den Saft einer Zitrone trinken.

Zusätzlich empfehle ich folgende Teemischung:

Weißdorn	– 4 Teile,
Basilikum	– 4 Teile,
Kerbel	– 3 Teile,
Lavendel	– 3 Teile,
Rosmarin	– 1 Teil,
Salbei	– 2 Teile,
Thymian	– 2 Teile,
Lindenblüten	– 2 Teile.

Für eine Tasse zwei Teelöffel dieser Mischung mit einem Viertelliter kochendem Wasser übergießen, dann 15 Minuten ziehen lassen. Man trinkt davon täglich zwei Tassen, und zwar drei Wochen lang. Eine Woche aussetzen und die Kur wiederholen.

Ich selber habe vor mehreren Jahren eine Gürtelrose auf folgende Weise ausgeheilt, indem ich das Zimmer, in dem ich schlief, drei Tage hindurch mit Eichenholz heizte und ein großes Metallgefäß mit Hafer aufkochte und den Dunst im Zimmer

behielt. Das riet mir ein Arzt aus dem Sudetenland. Gleichzeitig durfte ich drei Tage hindurch nichts anderes essen als Reisschleimsuppe. Es sind jetzt mehrere Jahre vergangen, und ich habe die Gürtelrose nie mehr bekommen. Ob das auch bei Ihnen hilft, weiß ich nicht, aber erzählen wollte ich es Ihnen.
Doch auch andere Möglichkeiten versuchte ich, die ebenfalls vom Erfolg gekrönt waren. Man gibt zum Beispiel Hafer in ein Säckchen, feuchtet es an, erhitzt es und legt es dort auf, wo die Gürtelrose vorhanden ist. Auch so sind schon Heilungen zustande gekommen.

Ischias

Frau Josefa aus Hartberg in der grünen Steiermark hat sich an den Kräuterpfarrer Weidinger gewandt – ihr 33jähriger Mann leidet an Ischias –, und es wäre nicht der Waldviertler Kräuterpfarrer, hätte er nicht auch da eine gute Teemischung zusammengestellt:

„Thymian	– 2 Teile,
Weißdorn, Schafgarbe und Pfefferminze	– je 3 Teile,
Nußblätter	– 2 Teile,
Majoran	– 1 Teil,
Melisse	– 3 Teile,
Kalmus	– 2 Teile,
Johanniskraut	– 3 Teile.“

Man nimmt eineinhalb Teelöffel der Kräutermischung, übergießt sie mit einem Viertelliter kochendem Wasser, läßt 15 Minuten ziehen und seiht ab. Von diesem Tee trinkt man dann täglich

zwei- bis dreimal einen Viertelliter, und zwar fünf Wochen lang, ohne Unterbrechung.
„Weiters rate ich: Tauchen Sie einen Wattebausch in Arnikatinktur, und legen Sie diesen auf die entsprechenden Stellen auf."
Außerdem rät der Kräuterpfarrer, Leinsamen in einem Mörser zu zerstoßen, den Leinsamen dann in ein Mullsäckchen zu geben, mit warmem Wasser anzufeuchten und über Wasserdampf zu erwärmen. So heiß wie erträglich auf die schmerzenden Stellen auflegen.
Und noch etwas: „Die schmerzenden Stellen können Sie auch mit Johanniskrautöl massieren, vor allem am Abend. Oder: Kräuterbäder aus Kalmus, Zinnkraut und Beinwellwurzel zu je 50 Gramm auf drei Liter Wasser, kurz aufkochen, 15 Minuten ziehen lassen, abseihen und ins Badewasser gießen. Die Badedauer soll 20 Minuten betragen, das Badewasser etwa 38 bis 40 Grad haben."
Doch damit nicht genug. Erfolgversprechend ist auch eine Akupressurbehandlung mit nachfolgender Beinwelltinktur-Einreibung. Das ist gar nicht so kompliziert, wie Sie vielleicht denken werden:
„Am besten, man verwendet dazu die Fingernägel: beginnend beim Daumen an der rechten Hand, einen Fingernagel nach dem anderen sieben Sekunden lang mit den Fingern der anderen Hand drücken. So beide Hände durchgehen. Eventuell kann man die Akupressur auch an den Zehennägeln vornehmen. Diese ableitende Behandlung hat schon vielen, zusätzlich zur Teekur, geholfen."

Studentennervenschwäche

Die Schulen und Universitäten haben wieder Hochbetrieb. Aber nicht jeder, der diese Orte der Bildung und Gelehrsamkeit aufsucht, tut dies mit der nötigen Gelassenheit. Manch einer leidet an Nervenschwäche, die sich so äußert: nasse Hände, Schwitzen bei Tag und Nacht. Da rät unser Kräuterpfarrer zu folgender Teemischung:

Ringelblume	– 3 Teile,
Pfefferminze	– 3 Teile,
Weißdorn (Blüten und Blätter)	– 4 Teile,
Melisse	– 3 Teile,
Lavendel	– 1 Teil,
Blutweiderich	– 2 Teile,
Johanniskraut	– 1 Teil.

Zwei Teelöffel dieser Mischung mit einem Viertelliter kochendem Wasser überbrühen, 15 Minuten ziehen lassen, abseihen und dreimal täglich je einen Viertelliter davon trinken.

„Es ist auch günstig, am Abend ein Fußbad mit Essigwasser zu nehmen: drei Eßlöffel Weinessig in drei Liter heißes Wasser geben, 15 Minuten stehen lassen und dann die Füße darin baden, dabei die Füße gegenseitig reiben. Hernach kalt abschrecken, die Füße abtrocknen und mit Rosmarinsalbe Fußsohlen, Waden und Kniekehlen einreiben.

Man könnte aber anstatt Rosmarinöl oder statt der Fußwaschung mit Weinessig auch Kalmusspiritus oder Kalmusessenz nehmen, das ist in Alkohol angesetzte Kalmuswurzel, man bekommt sie

auch fertig in der Apotheke. Damit am Abend und in der Früh die Füße gut einreiben.“
So eine Kur soll man drei Wochen lang durchführen, dann eine Woche aussetzen und nochmals neu beginnen.

Nervosität

Frau Christine aus Bruck an der Mur ist der typische Fall einer überlasteten Hausfrau und Mutter – die Kinder, die sie zu versorgen hat, ein tüchtiger Mann, der nicht nur seinem Beruf nachgeht, sondern sich noch weiterbildet, und sie selbst halbtags berufstätig; das Lernen mit den Kindern, die Hausarbeit und alles, was dazukommt – und sie erbittet einen Rat, weil sie sehr nervös ist.
Folgende Teemischung ist bei Nervenschwäche, übermäßiger Belastung und Nervosität sehr angebracht:

Pfefferminze	– 2 Teile,
Melisse	– 3 Teile,
Johanniskraut	– 3 Teile,
Weißdornblüten	– 3 Teile,
Salbei	– 1 Teil.

Für einen Viertelliter kochendes Wasser nimmt man eineinhalb Teelöffel der Mischung, gießt auf, läßt 15 Minuten ziehen und seiht ab. Man trinkt von diesem Tee dreimal täglich eine Tasse, und zwar eine Stunde vor dem Essen, wenn es möglich ist. Eventuell mit Honig süßen, warm und schluckweise einnehmen.
Bei Überbelastung als Hausfrau und Mutter ist auch die Kost noch sehr wichtig. Essen Sie viel

Rohkost, vor allem Obst, und trinken Sie viel Fruchtsäfte!
Am Abend empfehle ich solchen Frauen ein Fußbad mit Weinessig. Man nimmt drei Eßlöffel Apfel- oder Weinessig für das Bad. Anschließend reiben Sie die Fußsohlen mit Rosmarinöl ein. Diese Kur soll man drei Wochen lang machen, dann kurz aussetzen und sie wiederholen.
Das ist aber nur ein Teil meines Rates. Wichtig ist, daß man sich selbst nicht überfordert und sich nicht so sehr drängen läßt! Man muß versuchen, ruhiger zu werden. Der Gedanke, daß die Arbeit nicht davonläuft, ist nicht nur ein billiger Trost. Wenn Mütter nämlich nervös sind, dann sind es auch die Kinder und letzten Endes auch der Mann. Suchen Sie ein bisserl Ruhe und vor allem Freizeit, wir brauchen das alle. Arbeiten – schön und wichtig, aber Arbeiten ist nicht das einzige.

Teetips speziell für Senioren

Alterserscheinungen

Alterserscheinungen – gibt es so etwas? Warum nicht? Der Mensch wird älter, und das zeigt sich auf verschiedene Weise. Aber jeder will eben – so wie das Sterben – das Altern nach Möglichkeit hinausschieben, und das ist auch gut so.
So schreibt mir eine 42jährige Frau, Josefine G. aus Liezen, sie habe große Schwierigkeiten mit beginnenden Alterserscheinungen, und sie bittet

um Rat. Nun, ich habe ihr folgende Teemischung geraten:

Erdrauch	– 3 Teile,
Frauenmantel	– 4 Teile,
Kornblume	– 3 Teile,
Rosmarin	– 2 Teile,
Brombeerblätter	– 4 Teile,
Salbei	– 1 Teil,
Petersilie	– 3 Teile.

Zwei Teelöffel mit einem Viertelliter kochendem Wasser übergießen und 15 Minuten zugedeckt ziehen lassen. Dann abseihen und früh, auf nüchternen Magen, und am Abend eine Stunde vor dem Schlafengehen je eine Tasse trinken.
Zusätzlich soll man viel Petersilkraut verwenden. Wenn Kümmel und Zwiebel ein langes Leben geben sollen – eine vernünftige Lebensweise vorausgesetzt –, dann ist Petersilie das Kräutel gegen allzufrühe Alterserscheinungen.

Altersjucken

Frau Anna aus Linz schreibt uns: „. . . da ich sehr unter Juckreiz leide – ich weiß, daß dieser Juckreiz altersbedingt ist, ich bin nämlich im 81. Lebensjahr – wende ich mich dennoch mit der Bitte an Sie, mir zu helfen."
Und sie schreibt weiter, daß ihr die Salben, die ihr verordnet wurden, nicht geholfen hätten. Besonders betroffen sind die Hüftpartien, Arme und Kniekehlen. Die Frau massiert diese Stellen mit Massageöl, dadurch erfährt sie eine leichte Besserung. Aber wenn sie im Bett liegt, ist der Juckreiz so stark, daß sie nicht mehr einschlafen kann.

Ich habe der Frau folgende Teezusammensetzung empfohlen:

Leinkraut	– 1 Teil,
Nußblätter	– 3 Teile,
Ehrenpreis	– 5 Teile,
Holunderblätter	– 3 Teile,
Stiefmütterchen	– 3 Teile,
Eichenrinde	– 1 Teil.

Der Tee wird im Aufguß zubereitet. Man braucht eineinhalb Teelöffel der getrockneten Kräuter für einen Viertelliter kochendes Wasser. Man brüht ab und läßt 15 Minuten ziehen. Davon werden täglich zwei bis drei Tassen getrunken, warm und schluckweise, und zwar drei Wochen lang. Dann soll man eine Woche aussetzen und kann die Kur noch einmal wiederholen.

Das Baden der betroffenen Stellen in Eichenrindentee ist sehr hilfreich. Das heißt, die Eichenrinde wird 1 Stunde kalt angesetzt, dann ca. drei Minuten aufgekocht und 10 Minuten ziehen gelassen. Für ein Bad nimmt man ein halbes Kilo Eichenrinde für einen Liter Wasser. Anschließend können die betroffenen Stellen mit Ringelblumensalbe eingerieben werden.

Noch ein Rat: Verwenden Sie nur reine Baumwollwäsche, die Sie kochen können.

Gleichgewichtsstörungen

„Eines nur möcht' ich, Herr Wirt, mit der Türschnalle heimgehen", sagte ein wankender Wirtshausbesucher, der versuchte, durch die Gastzimmertür hinauszukommen, und sich dabei hilfesuchend an die Türklinke anklammerte. Gegen sol-

che Gleichgewichtsstörungen gibt es nur eines: Maßhalten beim Trinken! Dagegen ist kein Kräutlein gewachsen.
Aber Spaß beiseite, denn Gleichgewichtsstörungen sind viel weiter verbreitet, als man allgemein glaubt. Nicht nur alte Menschen leiden darunter, sondern auch junge Menschen, Burschen und Mädchen, und Frauen in den Wechseljahren. Am meisten häufen sich die Fälle an heißen Sommertagen. An diesen Schwindelanfällen leiden besonders sensible, übernervöse Menschen, aber auch Übermüdete und jene, die sich überanstrengt haben.
Eine Teemischung, die sich da bewährt hat – vorausgesetzt, daß keine größeren inneren Zusammenhänge mit einer anderen Krankheit bestehen – wäre:

Lavendelblüten	– 4 Teile,
Johanniskraut	– 3 Teile,
Rosmarin	– 3 Teile,
Weißdornblüten	– 2 Teile,
Arnikablüten	– 1 Teil.

Zwei Eßlöffel dieser Mischung übergießt man mit einem halben Liter kochendem Wasser und läßt dann zugedeckt 15 Minuten ziehen. Tagsüber trinkt man davon schluckweise.
Ein anderes Mittel ist der Rautenwein. Hat man die Gartenraute im eigenen Garten, dann schneidet man zu Blütebeginn die Stauden an der Verästelung des alten Holzes ab. Die Büschel werden kopfüber in einem luftigen Raum zum Trocknen aufgehängt. Bevor sie aber ganz trocken sind, zerschneidet man diese Sträußchen in ½ cm lange Stücke und läßt sie dann – am besten in Herd-

nähe – vollständig nachtrocknen. Die Temperatur sollte jedoch nicht mehr als 40 Grad betragen. Gut verschlossen und vor Licht geschützt, wird die Gartenraute für den Winter aufbewahrt. – Rautenwein kann sowohl aus getrocknetem als auch aus frischem Kraut zubereitet werden. Im Winter wird man getrocknetes, im Sommer, zur Zeit der Blüte, frisches Kraut nehmen. Die Zubereitung: Man übergießt 100 Gramm Rautendroge mit einem Liter gutem, naturbelassenem Weißwein, schließt das Gefäß gut ab und stellt es vier Tage lang ins Fenster. Dann kann man abseihen und tagsüber einige Stamperln oder kleine Gläschen dieses stärkenden Weines trinken. Dies ist ganz besonders älteren Leuten gegen Schwindelgefühl zu empfehlen.

Frühstückstees für Senioren

Eine Frühstücksteemischung, vor allem für Senioren, wünscht sich Frau Anna aus Pfaffenhofen. Es freut mich, daß sich Menschen damit beschäftigen, wie man Heilkräuter auch vorbeugend einsetzen kann, zum Beispiel in Form eines geschickten, anständigen Frühstückstees. Ich habe hier aus der Erfahrung zwei verschiedene Mischungen anzubieten:
Erdbeerblätter, Brombeerblätter, Himbeerblätter, Schwarze Ribisel- oder Johannisbeer-Blätter, je 1 Teil.
Jetzt kommen dazu:

Brennessel	– 4 Teile,
Löwenzahnkraut	– 3 Teile,
Nußblätter	– 3 Teile,

Schafgarbe	– 3 Teile,
Johanniskraut	– 4 Teile,
Zinnkraut	– 3 Teile.

Es wäre gut, wenn Sie Zinnkraut separat einkaufen oder nicht gleich mit den übrigen Kräutern vermischen. Zinnkraut sollte nämlich eine Stunde lang kalt angesetzt werden, damit sich die Kieselsäure gänzlich entfalten kann. Dann erst aufkochen, wegstellen und die übrige Teemischung dazugeben. Das wäre ein sehr bekömmlicher und auch gesunder Frühstückstee.

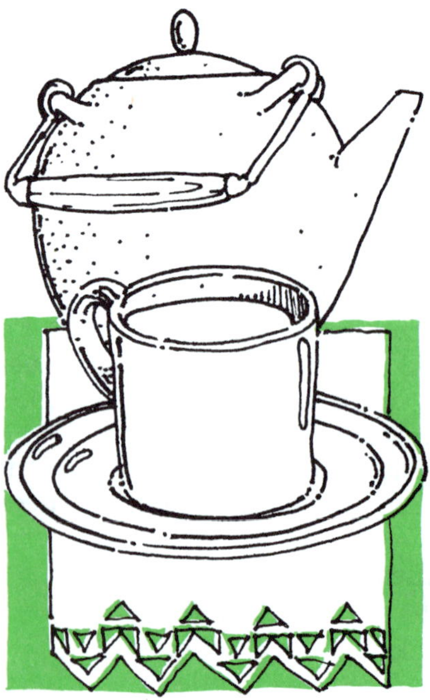

Zur Abwechslung könnte man nach einigen Wochen folgenden anderen Tee nehmen:

Apfelschalen	– 5 Teile,
Kamille	– 3 Teile,
Pfefferminze	– 3 Teile,
Herzgespann	– 4 Teile,
Hagebutten	– 3 Teile,
Odermennig	– 2 Teile,
Melisse	– 3 Teile,
Königskerze	– 2 Teile,
Waldmeister	– 3 Teile,
Wohlriechendes Veilchen	– 1 Teil.

Vom Veilchen können Sie die Blätter, aber auch zur Zeit der Blüte die Veilchenblüten sammeln. Die Zubereitung der Mischung erfolgt im Aufguß: für einen Viertelliter kochendes Wasser zwei Teelöffel.

Verdauungstätigkeit / Der Darm

Blähungen

Frau Hilde aus Salzburg leidet seit 17 Jahren sporadisch unter Blähungen und – so schreibt sie auch – an „verschlagenen Winden“.
Ich habe ihr den Rat gegeben, sie sollte Anis, Kümmel und Fenchel zu gleichen Teilen mischen und täglich zweimal ein halbes Teelöfferl voll im Mund gut mit Speichel vermischen und hinunter-

schlucken. Vorher aber ist es angebracht, diese Mischung im Mörser zu zerstoßen. Warum? Es geht vor allem darum: Man soll diese Samenkörner nicht der Einfachheit halber schon im vorhinein zerstoßen, sondern erst kurz vor Gebrauch, weil die wirksamen Stoffe ja ätherische Öle sind, das heißt Öle, die sich leicht verflüchten – wir sagen, die „tschari gengan“, die eben weg sind. Und wenn sie weg sind, dann können sie natürlich auch nicht mehr wirken.
Es ist überhaupt interessant, daß man beim Benützen der Kräuter viel mehr an diese natürlichen Zusammenhänge denken soll. Dann braucht man nicht so viel auswendig zu lernen, sondern wir können mit einem bisserl Vernunft, die wir ja alle haben, ganz leicht diese Probleme lösen.
Das vorausgesetzt, konnte ich der Hörerin aus Salzburg noch hinzufügen: Trinken Sie täglich einen halben Liter Tausendguldenkraut-Tee, aufgeteilt auf drei Teile, jeweils eine halbe Stunde vor den Mahlzeiten. – Beim Tausendguldenkraut-Tee machen sehr viele den Fehler, daß sie ihn aufkochen oder durch Aufguß, das heißt Abbrühen, zubereiten. Beides ist nicht richtig. Man setzt den Tee am Abend in normalem, frischem Wasser an, läßt ihn die ganze Nacht stehen, in der Früh seiht man ihn ab, und dieser halbe Liter wird aufgeteilt auf drei Teile während des Tages langsam und schluckweise genommen.
Der Tausendguldenkraut-Tee hilft nicht nur dem Magen, sondern er hat zusätzlich noch eine ganz besondere Wirkung: er ist gedächtnisstärkend, nicht nur für ältere Leute, die eben zerfahren sind, die alles vergessen, sondern auch für jünge-

re, für Studenten. Zudem hilft der Tausendguldenkraut-Tee, daß man sich leichter entscheidet; man wird eben hingeführt, daß man die Entscheidungen leichter trifft.
Das wäre eigentlich die Hauptsache. Am Abend könnte man noch ein Heublumensackerl über dem Bauch auflegen, ebenso hilft das gegen die Winde. Und die Winde sind – auch wenn sie nicht „gesellschaftsfähig" sind – doch etwas Natürliches, und es ist eine Erlösung, wenn sie abgehen.

Schwere Darmträgheit

Herr Franz aus Wien-Liesing schreibt uns: „Welchen Tee könnte ich gegen schwere Darmträgheit trinken?" Gerne will ich in diesem Fall antworten, möchte aber gleich vorausschicken, daß es sehr auf die Ernährung ankommt, daß eigentlich damit alles steht und fällt.
Ich muß in diesem Fall, bevor ich Ihnen einen Tee rate, gleich über ein „g'schicktes Frühstück" – ich kann es nicht anders nennen – reden.
Das sind: Drei Äpfel reiben. Die Äpfel sollen von einer bäuerlichen Sorte sein: Kronprinz Rudolf, Jonathan, Ontario, Schöner von Boskop, Berner Rosenapfel – das sind dafür die geeignetsten Sorten. Dann eine mittlere Karotte reiben. Weiters zweimal mit der Krenwurzel übers Reibeisen fahren – 2 „Fahrer" Kren, würde ich sagen. Dann ein bis zwei Eßlöffel voll Weizenkleie, einen Eßlöffel voll Leinsamen. – Bitte nehmen Sie den ganzen Leinsamen. Leinsamenschrot ist nämlich gefährlich. Wenn er längere Zeit stehen bleibt, wird er ranzig, dann schadet er. Sie brauchen keine Angst

zu haben, Leinsamen geht nicht voll weg, der wird im Magen verarbeitet oder wenigstens im Darm. Er verläßt den Darm nicht ganz. Leinsamen ist äußerst wichtig. Dann, wenn Sie nicht zuckerkrank sind, einen Eßlöffel voll echten

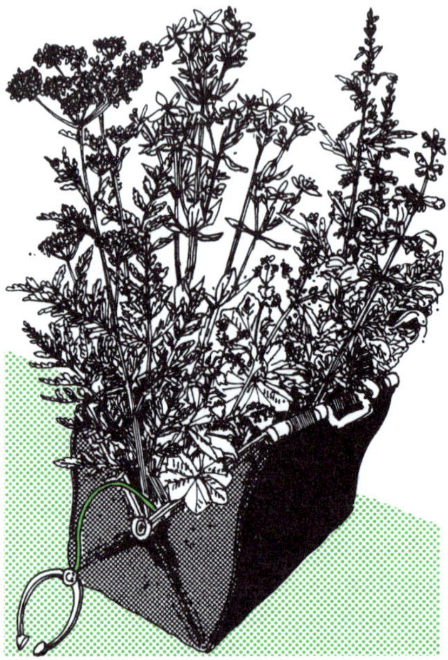

Bienenhonig und den Saft von einer Zitrone hinzufügen. Das Ganze rühren Sie gut ab, und essen Sie zusätzlich 2 Stück Zwieback. Kein Vollkornbrot, obwohl ich sonst sehr großen Wert auf Vollkornbrot oder Knäckebrot lege, aber in diesem Fall nicht, damit Sie den Magen nicht

überbelasten, sondern die Blutzirkulation für den ganzen Körper frei gemacht wird. Ich kann Ihnen garantieren, daß Sie keinen Hunger verspüren. Und mittags werden Sie einen guten Appetit haben. Dieses Frühstück soll eine halbe Stunde später nach folgendem Tee eingenommen werden.

Als Tee rate ich Ihnen:

Enzianwurzel – 2 Teile,
Galgantwurzel – 1 Teil,
Kalmuswurzel – 1 Teil.

Sie bereiten diesen Tee auf folgende Weise zu:
2 Teelöffel voll der Mischung mit einem Viertelliter kochendem Wasser übergießen, 2 Stunden ziehen lassen, kurz aufkochen, 5 Minuten nachziehen lassen und abseihen. In der Früh, gleich nach dem Aufstehen, eine Tasse trinken, ungesüßt, mäßig warm und schluckweise. Die zweite Tasse können Sie am Abend, eine halbe Stunde vor dem Essen einnehmen.

Unangenehm ist es, weil Sie schon etwas früher aufstehen sollten, um den Tee aufzusetzen. Das wird, wenn man im Beruf steht, oft nicht leicht möglich sein. Aber es ist die beste Art, diesen Tee so zu bereiten. – Anwenden können Sie ihn bei Darmträgheit, bei Koliken, bei Magenbeschwerden, bei verdorbenem Magen, bei Leibschmerzen und Blähungen, vor allem aber, damit die Darmträgheit abklingt.

Weiters könnte ich Ihnen noch empfehlen: 1 Teelöffel pflanzliches Kamillenöl einnehmen und 1 Schluck warmes Wasser nachtrinken. Das wirkt zur Anregung der Magenschleimhaut und auch, um die Darmträgheit zu beheben.

Lieber Herr Franz, was ich Ihnen geraten habe, ist eine fürchterlich bittere Angelegenheit. Sollte Ihnen dieser Tee zu bitter sein, so gibt es noch eine zweite Möglichkeit:

Kamillenblüten	– 3 Teile,
Pfefferminze	– 4 Teile,
Sennesblätter	– 3 Teile,
Kümmel	– 3 Teile,
Benediktendistel	– 2 Teile,
Weizenkleie	– 1 Teil.

Aus meiner Erfahrung könnte ich noch hinzufügen: Apfelsaft trinken; auch Preiselbeersaft und Sauerkrautsaft sowie Tomatensaft und Zwiebelsaft sind sehr förderlich.

Durchfall

Gegen Durchfall kann ich folgendes raten: Essen Sie dreimal täglich einen Eßlöffel getrocknete Heidelbeeren. Vielleicht haben Sie diese selber gesammelt, ansonst sind sie in Apotheken, Drogerien oder Reformhäusern erhältlich.
Weiters lassen Sie sich bitte in der Apotheke folgende Teemischung zusammenstellen:

Eichenrinde	– 4 Teile,
Blutwurz	– 4 Teile,
Beinwellwurzel	– 3 Teile,
Thymian	– 5 Teile.

Setzen Sie die Kräuter sechs Stunden im kalten Wasser an, dann kochen Sie kurz auf und lassen 10 Minuten ziehen. Man nimmt für einen Viertelliter Wasser eineinhalb bis zwei Teelöffel getrocknete Kräuter und trinkt davon drei Wochen lang täglich drei Tassen.

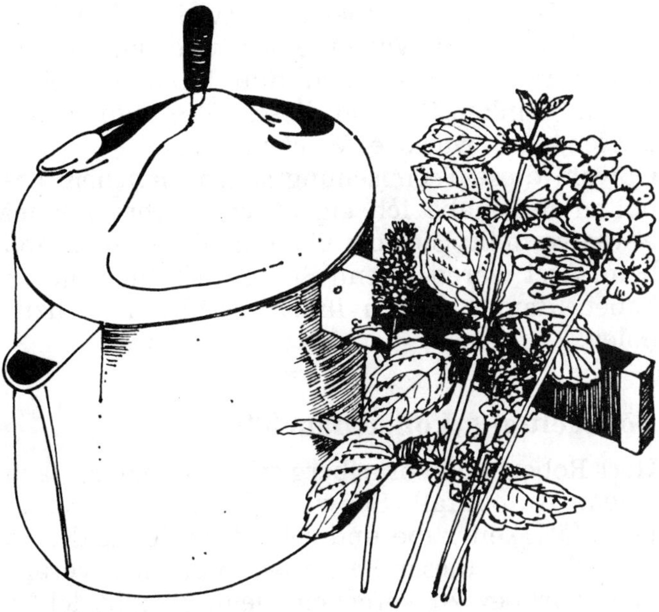

Zwölffingerdarmgeschwüre

Frau Magdalena aus Unzmarkt fragt an, ob ich ihr irgendwie mit einem Rat helfen könnte, sie leidet an Zwölffingerdarmgeschwüren. Ich habe ihr bereits schriftlich geantwortet und folgenden Tee geraten:

Schlehenblüten	– 3 Teile,
Melisse	– 2 Teile,
Ringelblumenblüten	– 4 Teile,
Beinwellblüten und -blätter	– 2 Teile,
Eichenrinde	– 1 Teil,
Schafgarbe	– 2 Teile,
Zinnkraut	– 3 Teile,
Johanniskraut	– 4 Teile.

Dieser Tee wird so zubereitet: Zwei Teelöffel für einen Viertelliter Wasser, eine Stunde kalt ansetzen, kurz aufkochen und fünf Minuten ziehen lassen. Trinken Sie von diesem Tee täglich drei Tassen, und zwar drei Wochen lang.
Obwohl diese Teemischung schon manchem geholfen hat, habe ich eigentlich in Ihrem Brief etwas vermißt: Sie schreiben nicht, ob Sie schon beim Arzt waren? Wenn Sie es noch nicht getan haben, dann rate ich Ihnen, es gleich nachzuholen.

Völlegefühl („Voller Bauch")

Herr Robert aus Vorarlberg schreibt, daß er nach einem Autounfall Schwierigkeiten mit seiner Darmtätigkeit habe und sehr darunter leide. Es ist nicht nur dieser Fall allein, der mich veranlaßt, darüber zu sprechen, denn es gibt leider viele Menschen, die an Völlegefühl leiden. Ich habe mich bemüht, für unseren Hörer aus Vorarlberg eine sehr günstige Teemischung zusammenzustellen:
Fenchel, Anis, Kümmel, Wacholderbeeren und Koriander sollten zu gleichen Teilen gemischt werden. Zwei Teelöffel dieser Mischung in einem Viertelliter Wasser zwei Stunden lang kalt ansetzen, dann kurz aufkochen und 15 Minuten ziehen lassen. – Ich habe diese Mischung selber schon öfter ausprobiert und dabei die Erfahrung gemacht, daß diese Mischung noch besser wirkt, wenn man die Wacholderbeeren zerdrückt und den Tee im Aufguß zubereitet, also nicht aufkocht.

Täglich sollten drei Tassen von diesem Tee getrunken werden. Die Kur drei Wochen lang durchführen und dann eventuell noch einmal wiederholen.
Ein Fußbad aus Heublumenabsud – 20 Minuten lang, täglich am Abend – hilft und ergänzt diese Kur. Die Füße sollten nach dem Fußbad gut abgetrocknet und die Fußsohlen mit Rosmarinöl eingerieben werden.

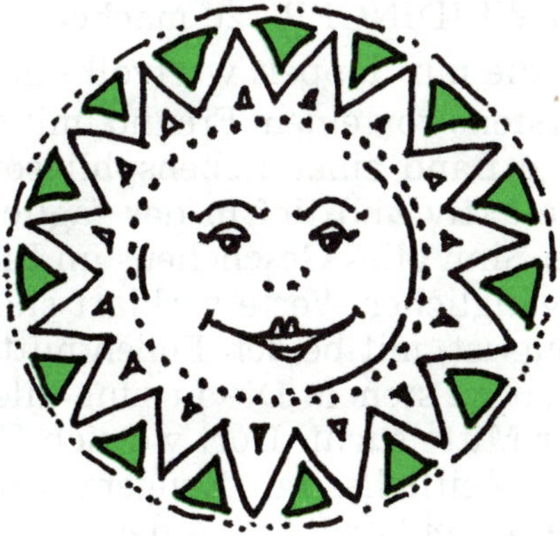

Stolpersteine . . .

Stolpersteine verstreut auf dem Pfad.
Nicht selten im Leben.

Wirklichkeitsbezogen.

Mein Freund Dieter Dorner hat sie geboren. Die Buchidee.

Aus der Extra-Nachlese gleichnamigen Titels, das Taschenbuch „TIPS VON KRÄUTERPFARRER WEIDINGER" zu machen.

Eine Idee, die mir doppelt wertvoll schien.

Kam sie erstens von einem Freund, mit dem mich das geistige Band einer Lebensphilosophie verbindet, die aktiv und tief in das tägliche Leben greift. Den Sinn alles Geschehens im Lichte ewiger unvergänglicher Werte verklärt sieht. Realistisch genug ist, mit beiden Füßen mitten in der Wirklichkeit zu stehen. Die Lösung aller Fragen aber in der Mitte sucht. Dort wo sich Unten und Oben trifft. Zeitliches mit Ewigem. Und daraus das Blutserum entsteht, ohne das es kein Leben gibt. Weder leiblich noch geistig. Da beide sowieso unzertrennbar sind. Und dieses Serum heißt: **Freudenvolle Hoffnung.**

Zweitens war die Buchidee für mich wie ein „Brett".

Konkret: Extra-Nachlese, ein Sensationserfolg. Ein „Segen". Der mir aber auf den Kopf fiel. Und

dort bin ich sehr „allergisch“ gegen jeden Schlag. Er kann noch so sanft sein, er fordert mich trotzdem zur Gegenaktion heraus.
Nachbestellungen kamen. Kommen. Werden voraussichtlich weiter kommen. Das Telefon schrillte. Umsonst. Vergriffen. War eben „aus“. „Nix mehr da.“
Und da fiel ein „Brett“ aus dem heiteren Himmel. Hinein in den wildkreisenden Strudel der Nachfrage.
Die Buchidee.
Und wo die Stolpersteine liegen?
In diesem Buche liegen sie.
Trotz aller redaktionellen Akrobatik der Beteiligten kann die Herkunft nicht verleugnet werden.
Wie die Herkunft heißt?
Wie das Buch entstand?
Im „Magazin für die Frau“ ist der Kräuterpfarrer seit 5 Jahren regelmäßig zu hören.
Aufnahmen wurden gemacht. Für den Hörfunk.
Wer den Kräuterpfarrer kennt, der weiß, wie er mit dem Dialekt verbunden ist. Und wie er mit seinen „4 H's“ vor dem Mikrophon redet. Mit Herz, Hirn, Hand und Humor.
Das dann druckreif machen?
„Herr, erbarm dich derer, die diesen ‚Cocktail‘ schreiben müssen.“
Eine schwere Arbeit fürwahr. Ich danke allen Beteiligten.
Der ORF-Nachlese-Redaktion, gemeinsam mit dem Leiter des Referates „Jugend, Gesellschaft, Familie“, Radio Kärnten, ist es durch ihre vorbildliche Arbeit gelungen, die Stolpersteine „Weidingerscher Tonbandgespräche“ an den

Rand zu schieben. Den Weg passierbar zu machen.
So liegt dieses Taschenbuch in seiner Art vor.
Lebensnah. Weil es aus dem Leben kommt.
Verständlich. Weil jedes Wort darin von Mensch zu Mensch geht.
Lebendig. Weil es keine Theorie ist.
Herzlich. Weil das Herz mitschwingt.
Ein Taschenbuch.
Das erste einer neuen Serie.
Als Antwort.
Auf „Viele Fragen".

Wertvolle Teerezepte

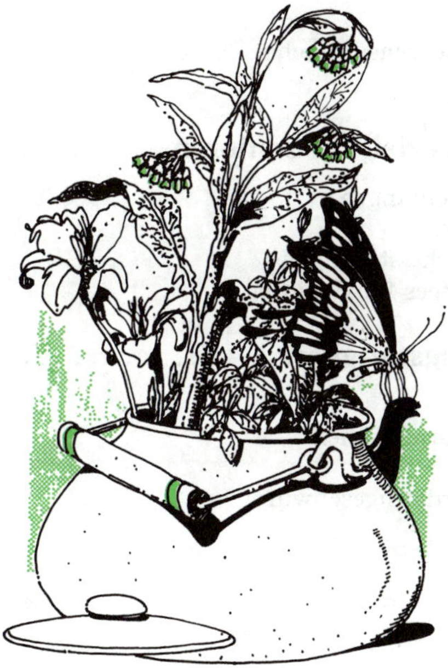

Alphabetisches Register

AUS DER FEDER DES KRÄUTERPFARRERS

Ein guter Rat vom Kräuterpfarrer, Paket 1–17:

1	Atemwege	S 70,–
2	Herz und Kreislauf	S 70,–
3	Verdauung	S 70,–
4	Nervensystem	S 70,–
5	Gelenkschmerzen	S 70,–
6	Haut und Haare	S 70,–
7	Gesund bleiben	S 70,–
8	Für die ganze Familie	S 70,–
9	Vorbeugen	S 70,–
10	Seniorenprobleme	S 70,–
11	Jugendprobleme	S 70,–
12	Aromatische Haushaltsmischungen	S 70,–
13	Für Autofahrer	S 70,–
14	Nasen – Ohren	S 70,–
15	Mund – Rachen	S 70,–
16	Nieren – Harnwege	S 70,–
17	Frauenbeschwerden	S 70,–

Leben aus der Natur

18, 19 Heilkräuter anbauen, sammeln, nützen, schützen,
Band 1 und Band 2 . . . . à S 298,–

Kleine Reihe des Kräuterpfarrers

20	Ich bin eine Ringelblume	S 120,–
21, 22, 23	Vers-Trilogie mit Sammelkassette, 3 Bände	S 385,–
24	Sprich mit deiner Haut	S 350,–
25	Volkskosmetik-Ratgeber von A–Z	in Vorbereitung
26	Sühnepriester Jakob Kern	S 35,–

Weidinger-Taschenbücher

27	Tips von Kräuterpfarrer Weidinger (ORF-Extra-Nachlese)	S 78,–

Alle Weidinger-Bücher zu bestellen bei:
Verlag Freunde der Heilkräuter
Postfach 2
A-3822 Karlstein/Thaya
Tel.: 02844/348-0 7070